生物技术科普绘本

中医药学卷

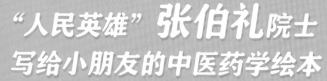

"人民英雄"**张伯礼**院士
写给小朋友的中医药学绘本

U0281941

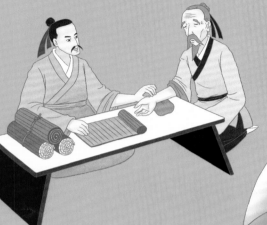

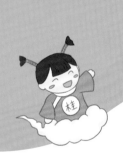

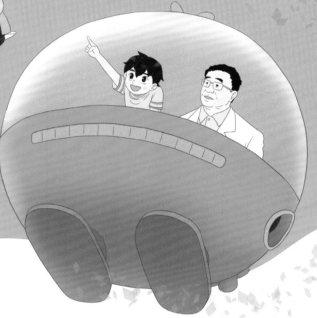

# 走进中医世界

## 新叶的神奇之旅 III

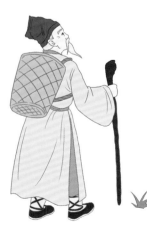

中国生物技术发展中心　**编著**

**科学顾问**　张伯礼

**科学普及出版社**

·北　京·

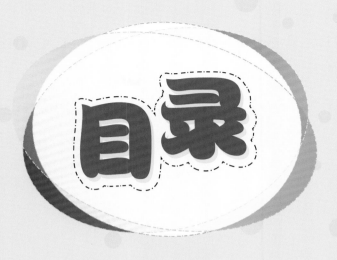

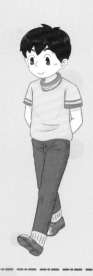

# 扁鹊

　　扁鹊（公元前 407—前 310 年），名秦越人，一说为渤海郡郑（今河北任丘）人，再一说为齐国卢邑（今山东长清）人，战国时期著名医学家。精于内、外、妇、儿、五官等科，以脉诊和望诊名闻天下。

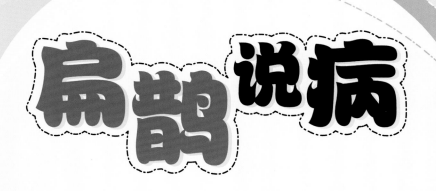

# 扁鹊说病

文／曹璐佳　陈　哲　冯超男

图／赵　洋　中科星河

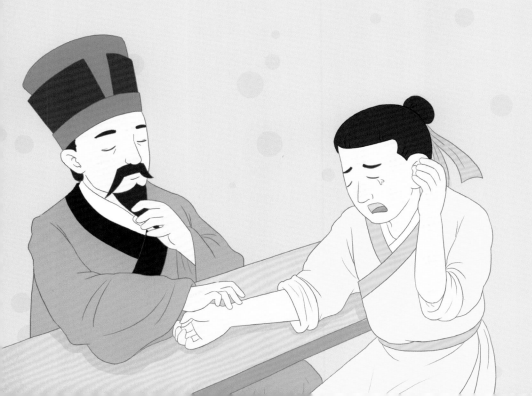

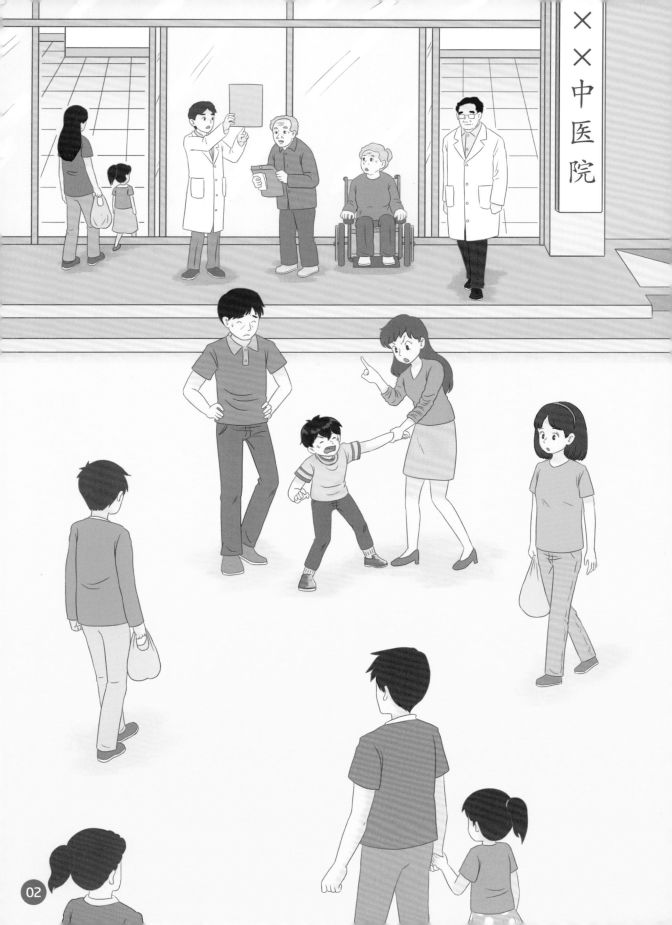

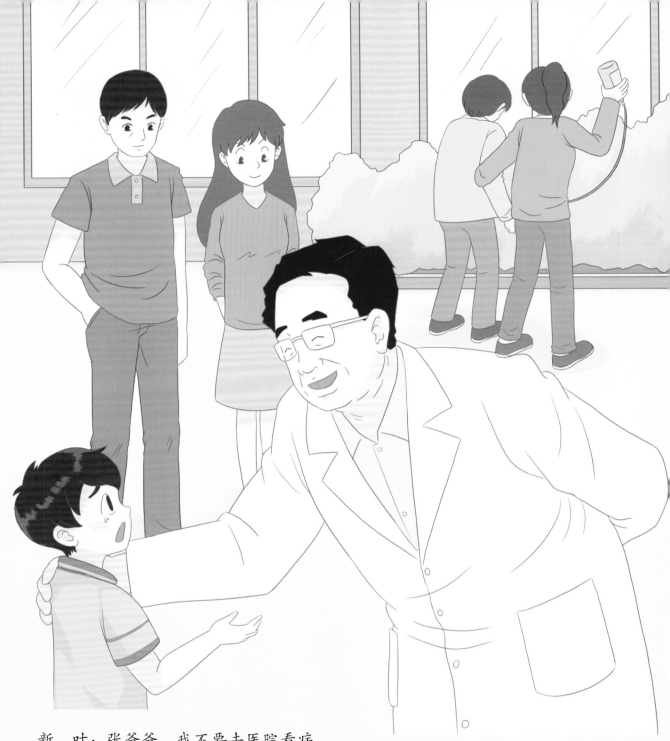

新　叶：张爷爷，我不要去医院看病。

张爷爷：新叶，身体不舒服一定要及时去医院看病。爷爷给你讲一个小故事吧。

张爷爷：战国时期有一位很有名的医生，人们都叫他扁鹊。他医术高明，治好了很多患者。

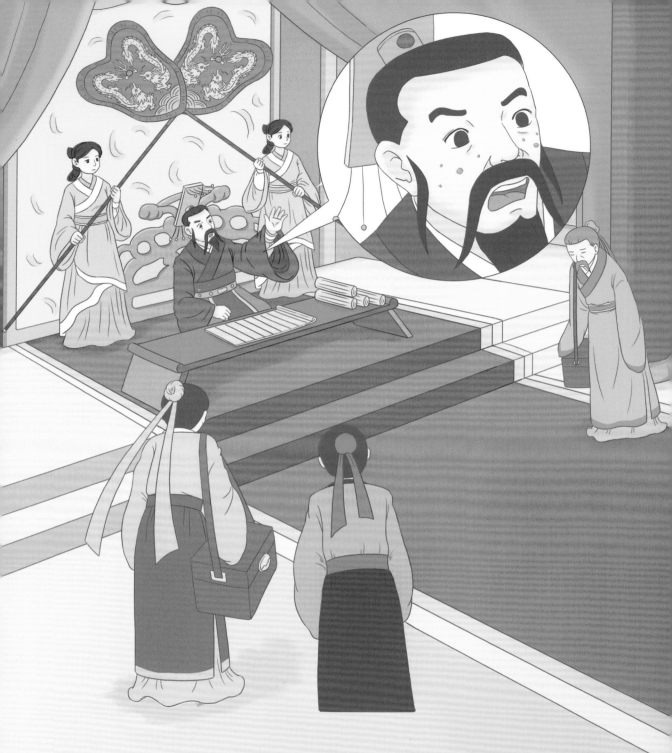

　　有一天，扁鹊被请到宫里给蔡桓公看病。第一次，他看到蔡桓公脸上长了一些痘痘。

扁　鹊：我发现君王的皮肤有病。您应及时治疗，以防病情加重。

蔡桓公：我一点儿病也没有，用不着什么治疗。

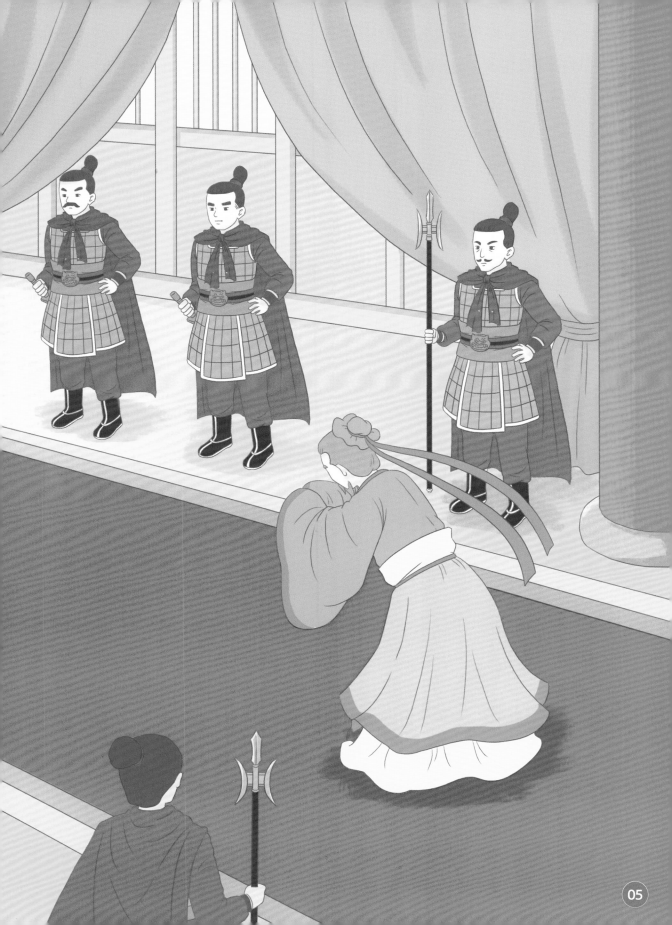

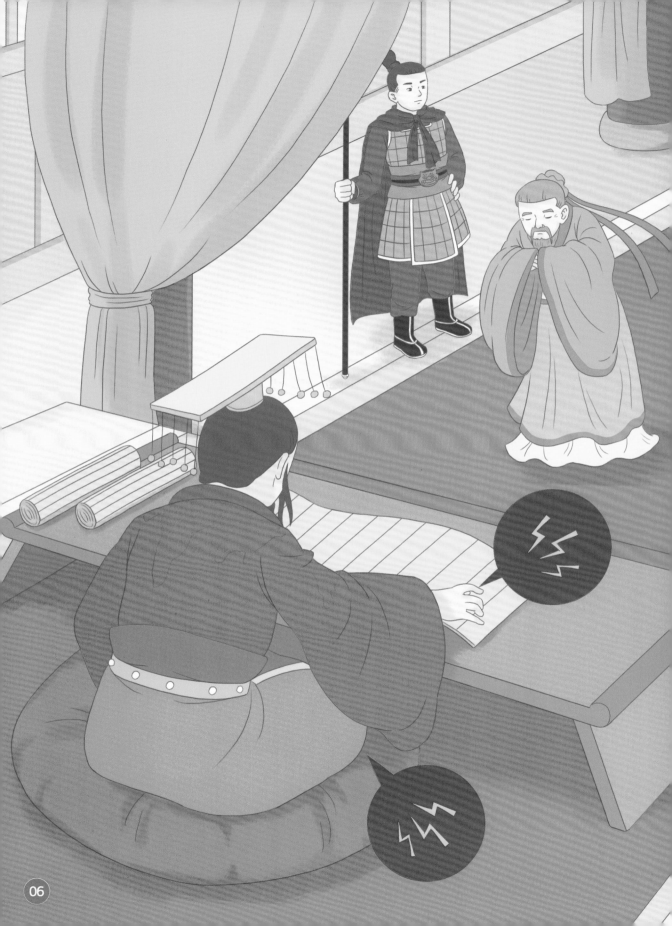

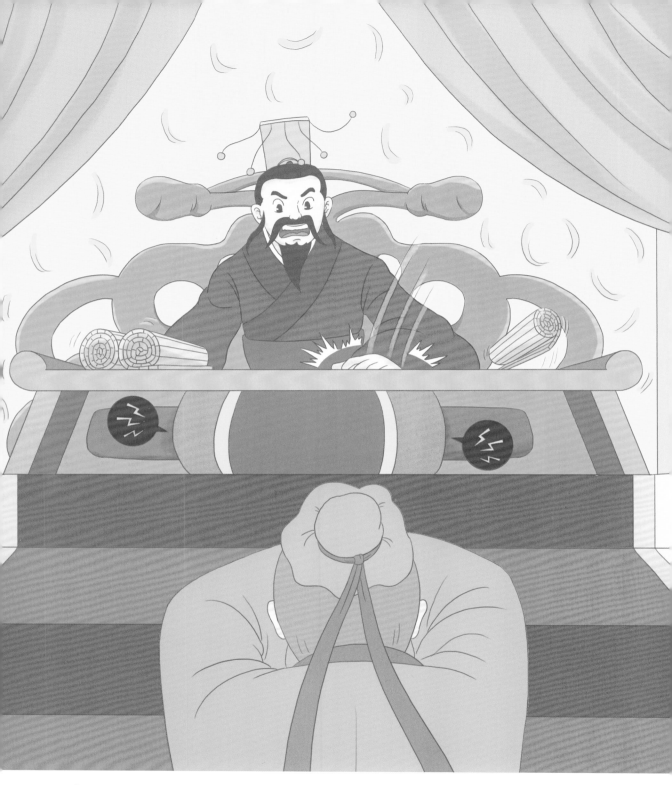

第二次，扁鹊看到蔡桓公的手指、膝盖都没有之前灵活。

扁　鹊：您的病到肌肉里面去了，如果不治疗，病情还会加重。

蔡桓公：我不相信你的话。

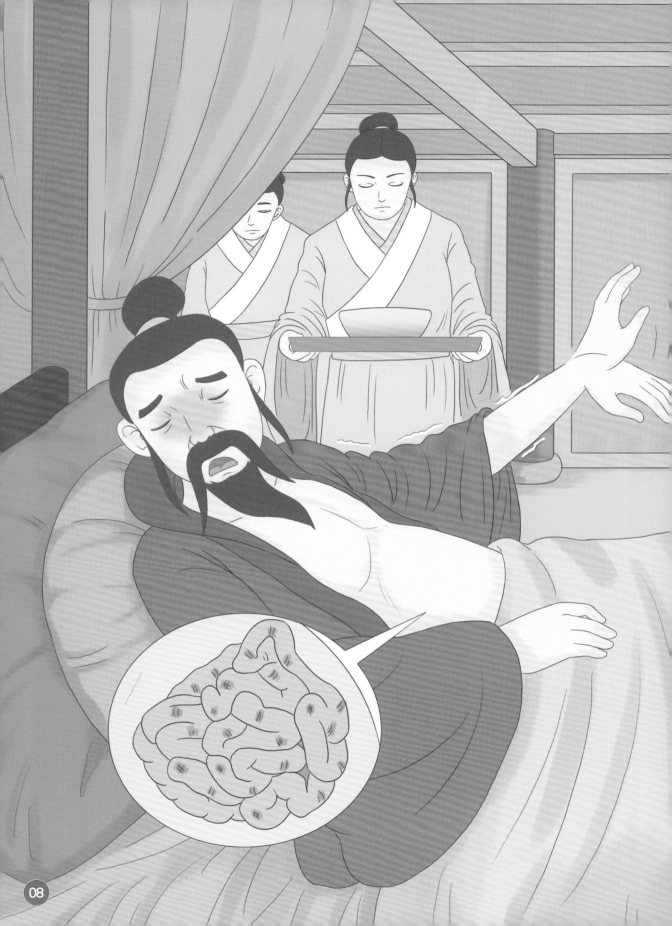

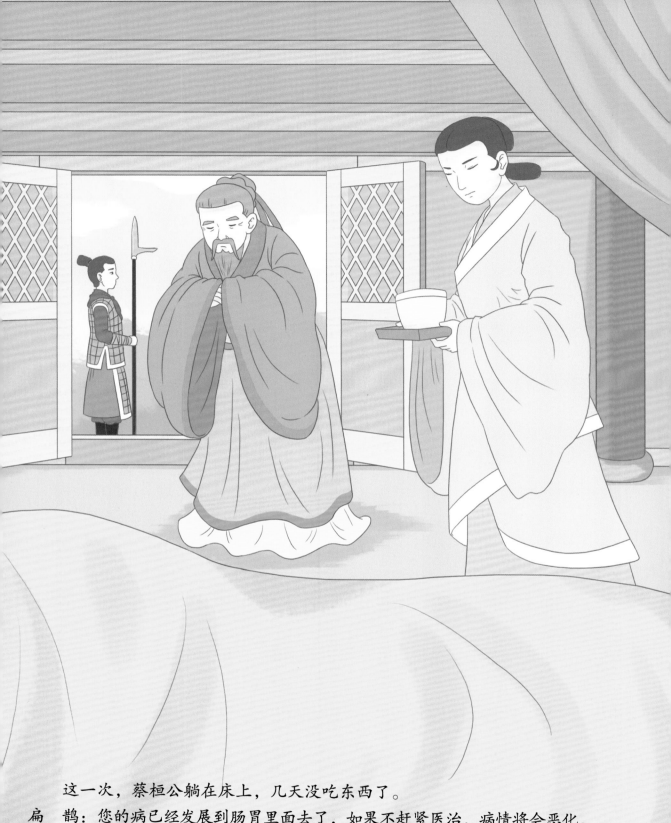

　　这一次，蔡桓公躺在床上，几天没吃东西了。

扁　鹊：您的病已经发展到肠胃里面去了，如果不赶紧医治，病情将会恶化。

蔡桓公：我还是不相信我的病有这么严重。

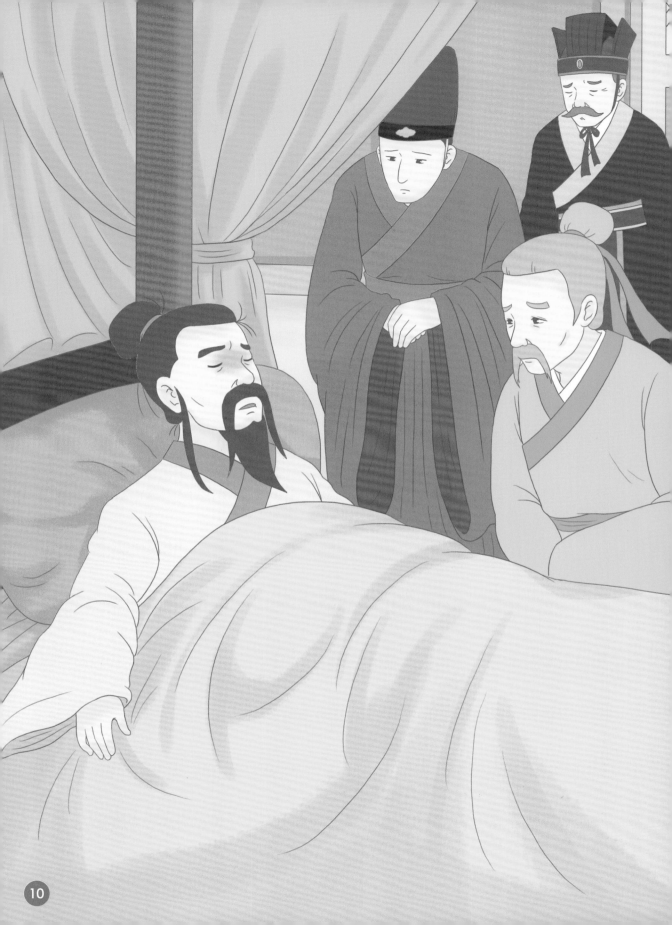

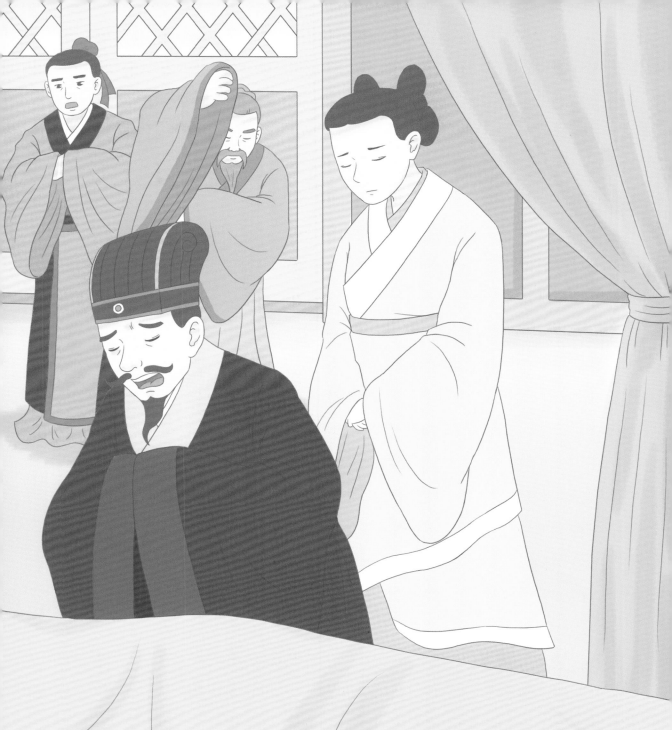

　　又过了几天，蔡桓公还是卧床不起，于是派人把扁鹊请来为自己诊治。

蔡桓公：我现在承认我是病了，但你怎么不主动来医治我呢？

扁　鹊：一开始您的皮肤患病，我用热敷很容易就能治好；后来发展到肌肉和皮肤，我可以用针灸治好；进入肠胃后，我也还能给你开汤药治好；但现在已经耽误太久，病已入骨髓，我也就无能为力了。

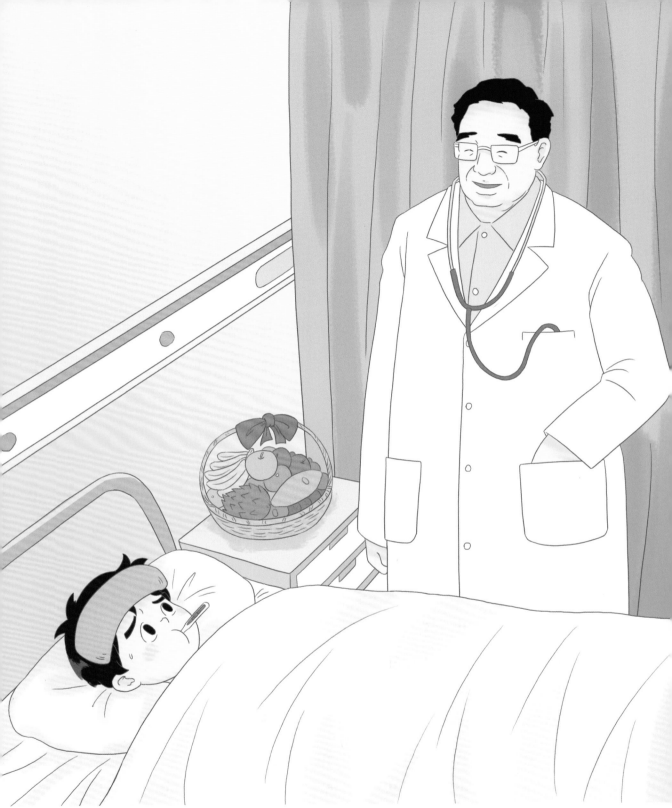

张爷爷：新叶，这个故事体现了"治未病"的观点，告诉我们千万不要因为害怕就不去医院看病，一定要及时治疗才会更快好起来。

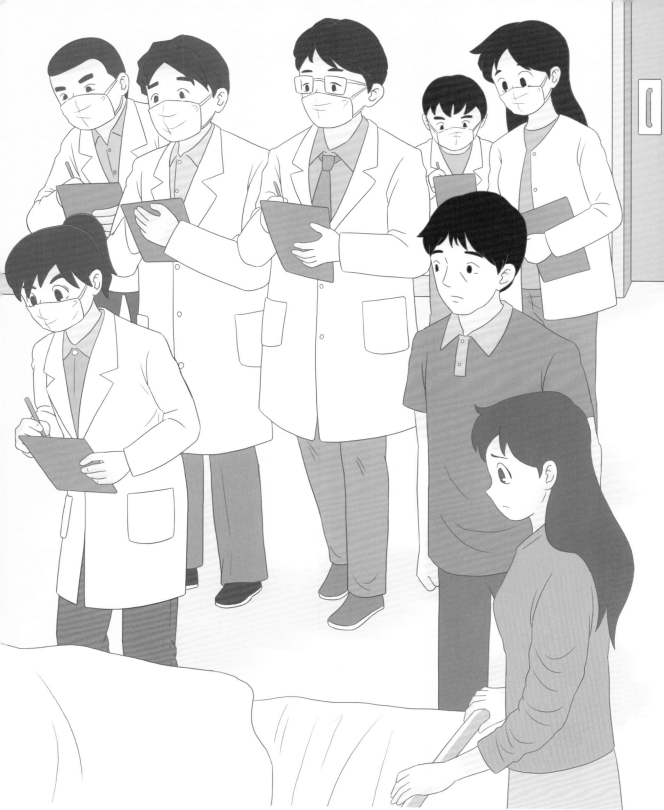

新　叶：谢谢张爷爷，我明白了。我不会再害怕了。

张爷爷：真是一个好孩子！你很快就会痊愈的。

# 张仲景

张仲景（约公元150—约215年），原名张机，字仲景，南阳涅阳县（今河南邓州）人，东汉时期著名医学家，被尊称为"医圣"。官至长沙太守，著有传世巨著《伤寒杂病论》。该书确立了六经辨证体系，成为后世研习中医必备的经典著作。

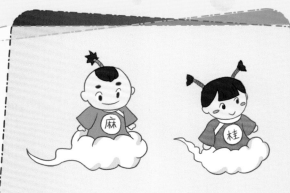

# 药方小神仙

麻黄汤仙童，桂枝汤仙女，两位小神仙由千万药方化身而来，是所有中医药方的代表，具有穿梭时空的能力。

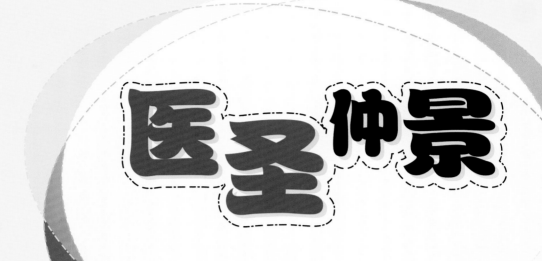

# 医圣仲景

文/庞稳泰 曹璐佳

图/赵 洋 中科星河

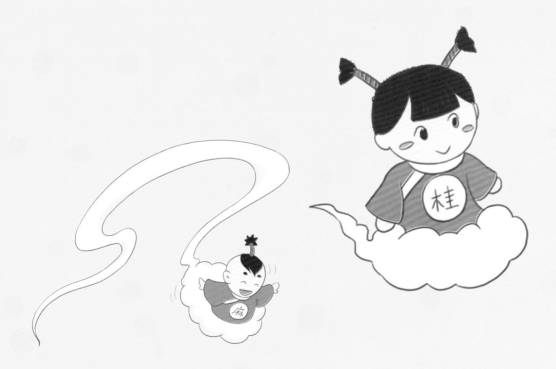

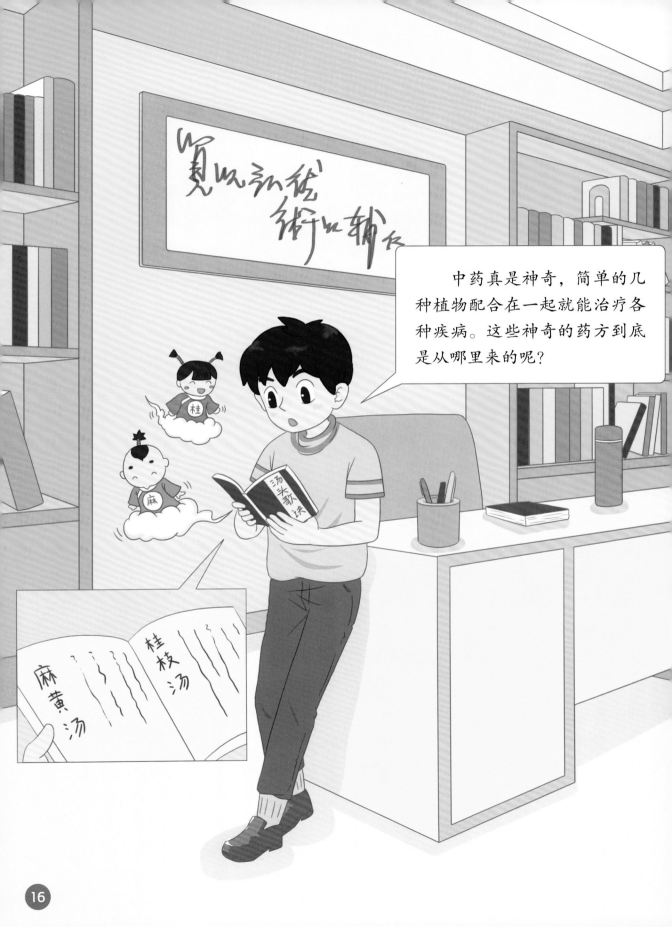

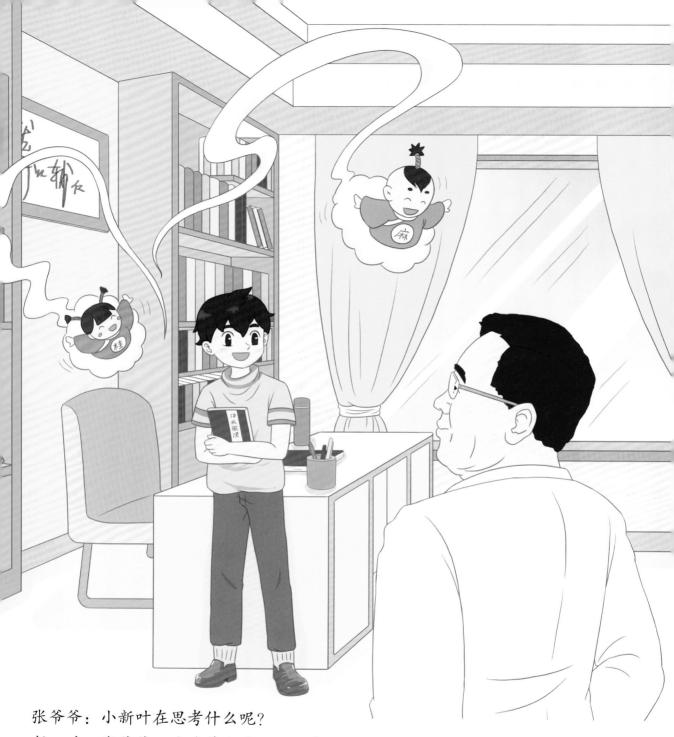

张爷爷：小新叶在思考什么呢？

新　叶：张爷爷，这些药方是从哪里来的呢？

张爷爷：这些药方是我们中华民族几千年来智慧的结晶，方书的源头是
　　　　《伤寒杂病论》，由"医圣"张仲景所撰。

新　叶：张爷爷，那您给我讲讲"医圣"的故事好不好？

张爷爷：好啊！新叶，就让我们跟着药方小神仙一起去看看吧！

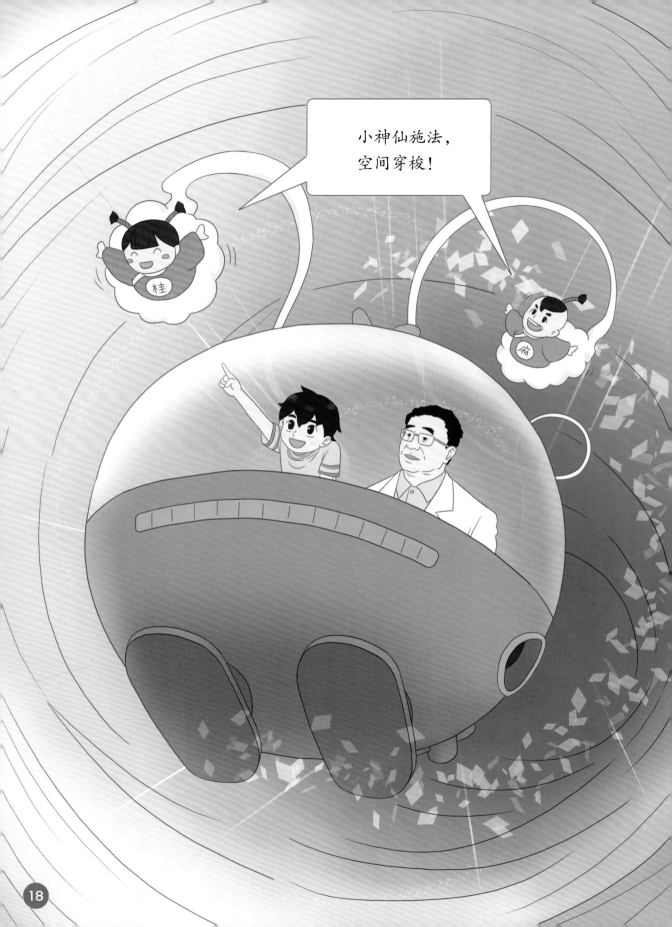

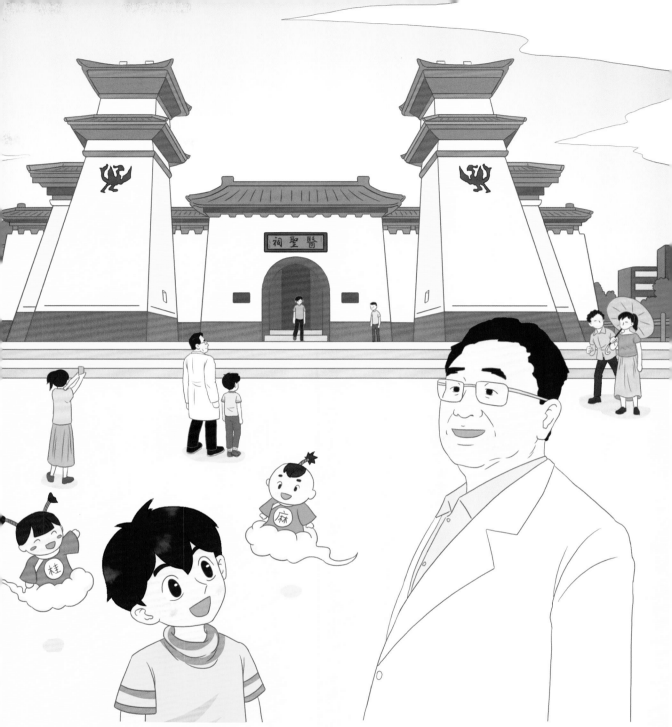

新　叶：张爷爷，这是什么地方呀？好多人！他们在干什么呀？

张爷爷：新叶，这里是医圣祠啊，大家都是来拜谒（yè）医圣的。

新　叶：我知道！我知道！医圣就是您刚才说的张仲景！

张爷爷：是的，新叶真聪明！医圣是河南南阳人，生活在东汉末年，曾经做过长沙的太守。

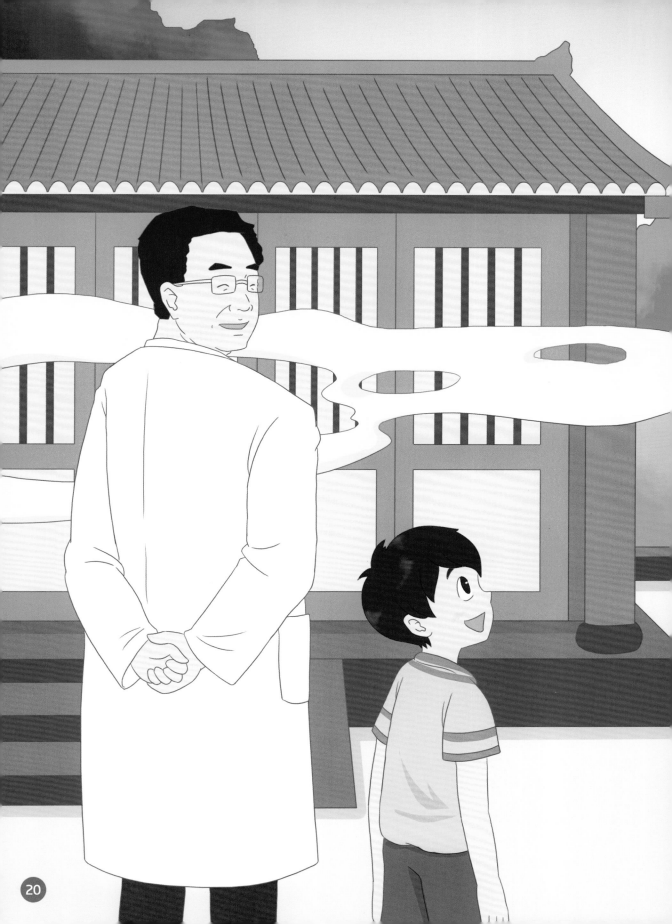

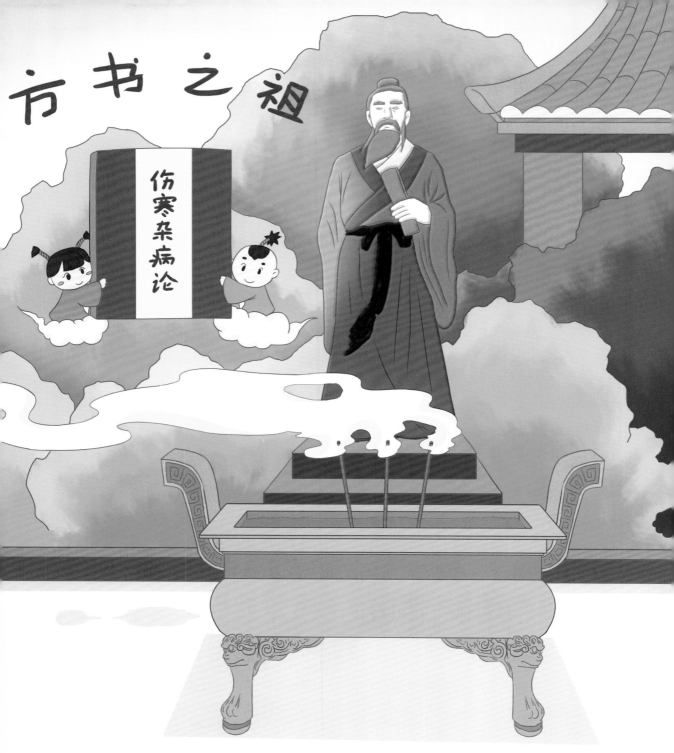

张爷爷：新叶，医圣可是很厉害的。他著成了《伤寒杂病论》。这本书可是"方书之祖"，别看这本书的成书时间在距今 1800 多年的汉朝，其中的很多理念现在来看也是很先进的呀。咱们身边的好多中医大夫现在还在用里面的方子呢。

在小神仙的法力之下，张爷爷和新叶穿梭回到汉朝。

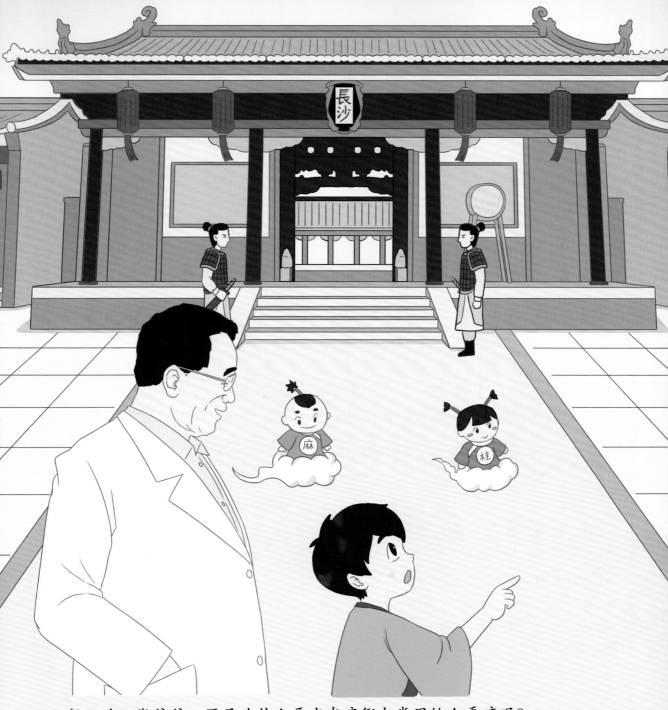

新　叶：张爷爷，医圣为什么要坐在府衙大堂里给人看病呢？

张爷爷：相传医圣是长沙城的太守，就相当于现在的长沙市市长。这府衙
　　　　大堂啊，就是医圣平时办公的地方。

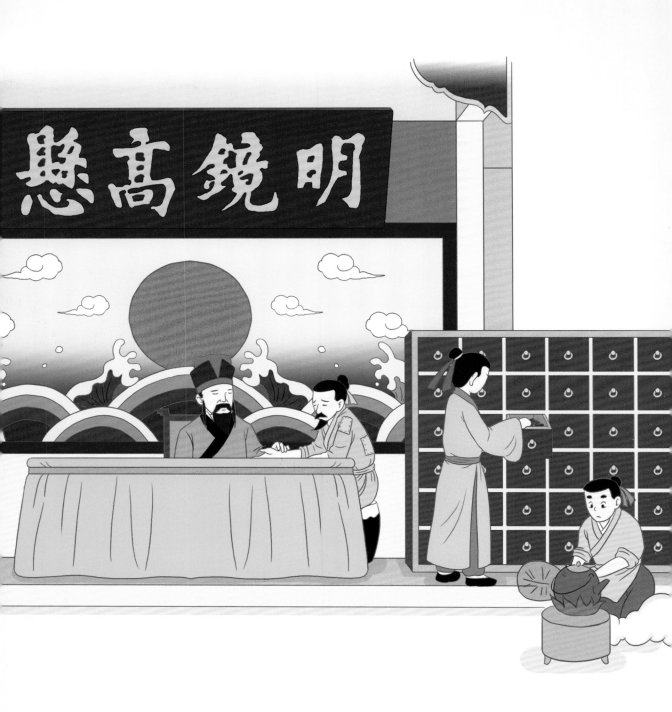

　　张爷爷：以前贫苦百姓没有钱，看不起病，医圣就在闲暇之余在府衙大
　　　　堂里给百姓义诊，可谓是救人无数，这就是"坐堂行医"典故的
　　　　由来。

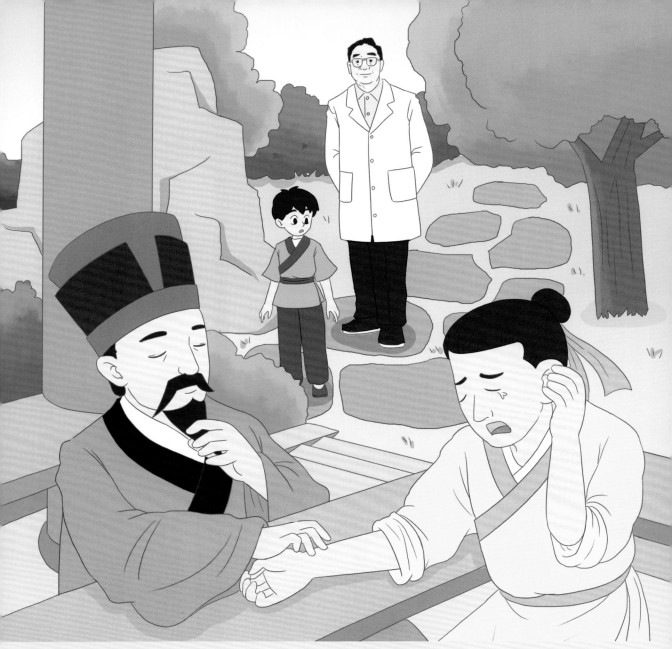

患　者：太守大人，您快给我看看，我的耳朵变紫了，硬邦邦的好痛啊，我该怎么办呀？

医　圣：没事，你这个是冻伤，给你开点儿药就会好的。

患　者：太守大人，我们还有好多乡亲的耳朵也被冻伤了，每年一到冬至就会如此，我们该怎么办呢？

医　圣：此事易也，你们只要在冬至那天，把羊肉和温性的调料放在一起，用白面包裹成耳朵的样子，再下锅煮好，吃了之后浑身就会暖洋洋的，耳朵就不会冻坏了。

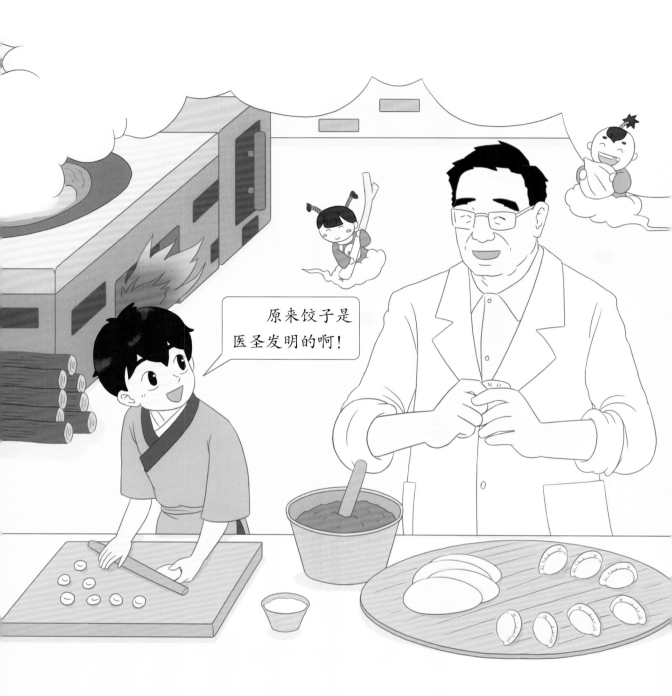

张爷爷：新叶，这下你了解医圣张仲景了吧。

新　叶：是的，张爷爷，我不仅知道了医圣的生平，还知道了方书之祖《伤寒杂病论》，还有坐堂行医的典故，以及冬至吃饺子习俗的由来！

张爷爷：那你以后要怎么做呢？

新　叶：我要好好学习，天天向上，争取做一个像医圣一样对人民有用的人！

# 华佗

　　华佗（公元 145—208 年），字元化，沛国谯县（今安徽亳州）人，东汉时期著名医学家，与董奉和张仲景被并称为"建安三神医"。精通内、外、妇、儿、针灸各科，对外科尤为擅长，发明了"麻沸散"来辅助外科手术，被后人称为"外科圣手""外科鼻祖"。约 208 年，华佗因遭曹操怀疑，下狱被拷问致死。

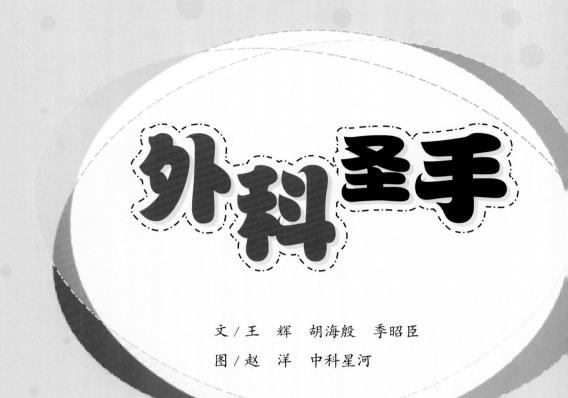

# 外科圣手

文／王　辉　胡海殷　季昭臣

图／赵　洋　中科星河

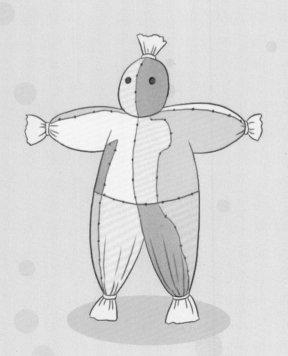

麻沸散

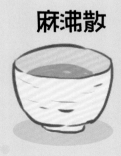

这一天，新叶来到张爷爷的诊室，看到墙上挂着一幅锦旗。

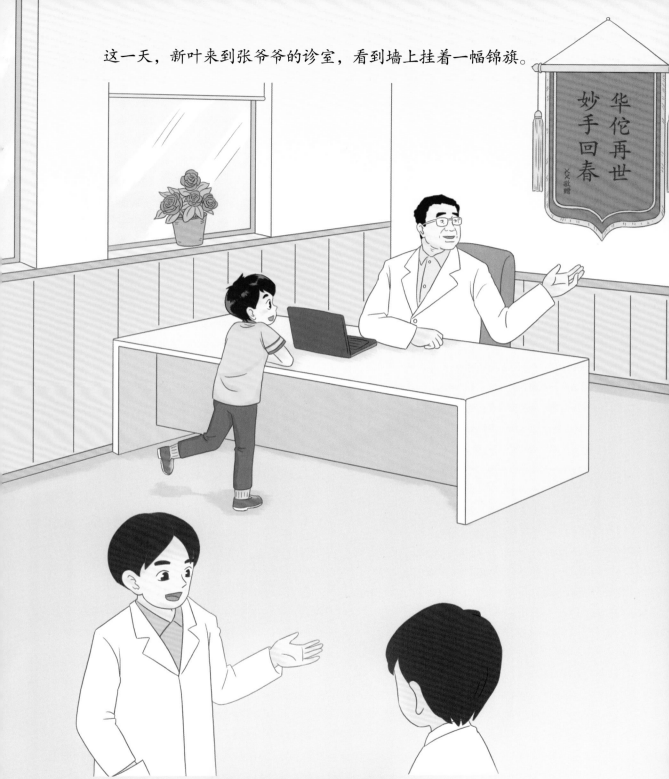

华佗再世
妙手回春
××敬赠

新　叶：张爷爷，华佗再世是什么意思呀？
张爷爷：华佗是东汉时期著名的医生。华佗再世是指医生的医术高明，像
　　　　华佗重生、转世那么厉害。

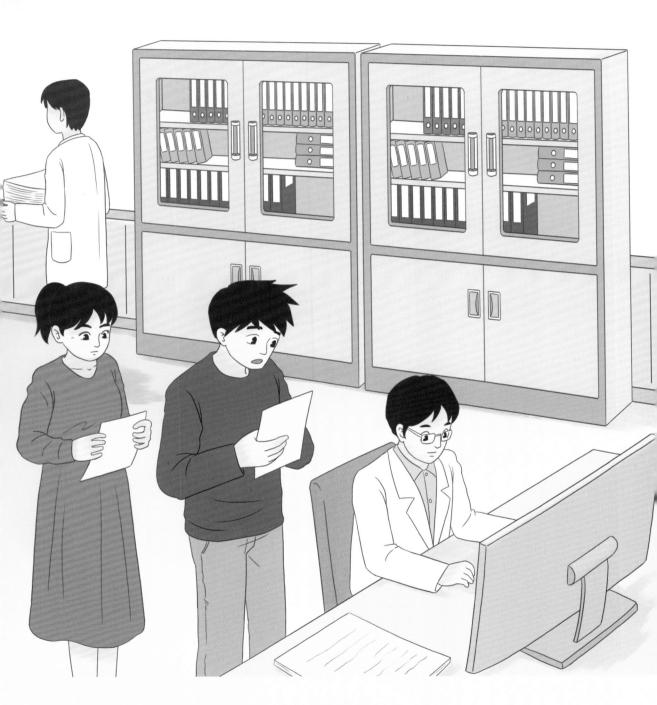

新　叶：那您可不可以给我讲讲华佗的故事呀？

张爷爷：好呀，咱们一起看看华佗的生平故事与成就吧！

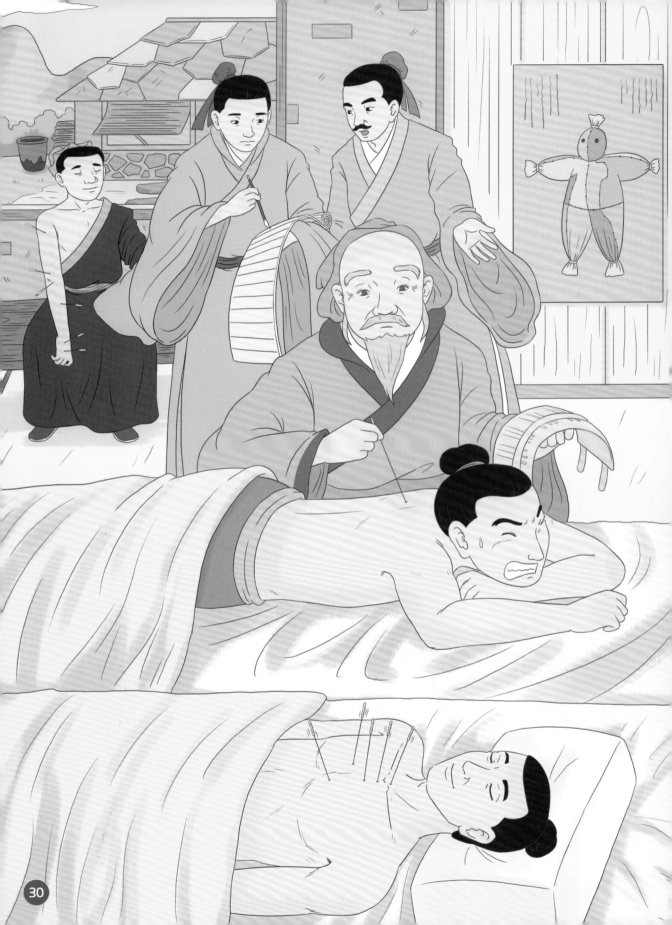

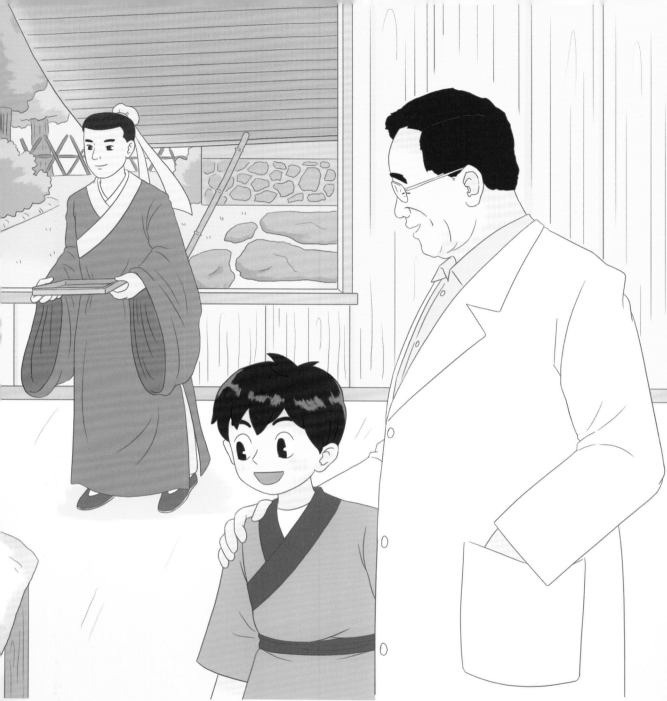

张爷爷：新叶你看，华佗正在教他的学生针灸。华佗不但药开得好，而且
　　　　针术和灸法也一样了得。

新　叶：哇，华佗好厉害呀！

张爷爷：是呀！古书里说了，华佗施针的时候，只针一两个穴位，告诉患
　　　　者针感会达到什么地方。然后针感到了他说过的地方后，患者就
　　　　说"已到"。他就拔出针来，病也就立即好了。

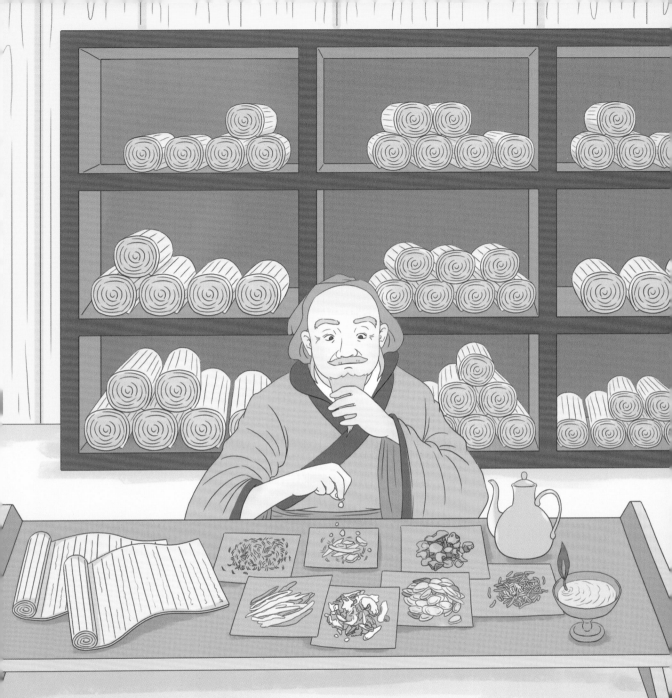

新　叶：张爷爷，华佗是想研制什么药方吗?

张爷爷：是的，在三国时期，战乱不断，很多人受伤。当时没有麻醉药物，
　　　　很多受伤的人因为忍受不了治疗中的疼痛而晕倒。于是，华佗就
　　　　想研制一种药，让受伤的人感觉不到疼痛。

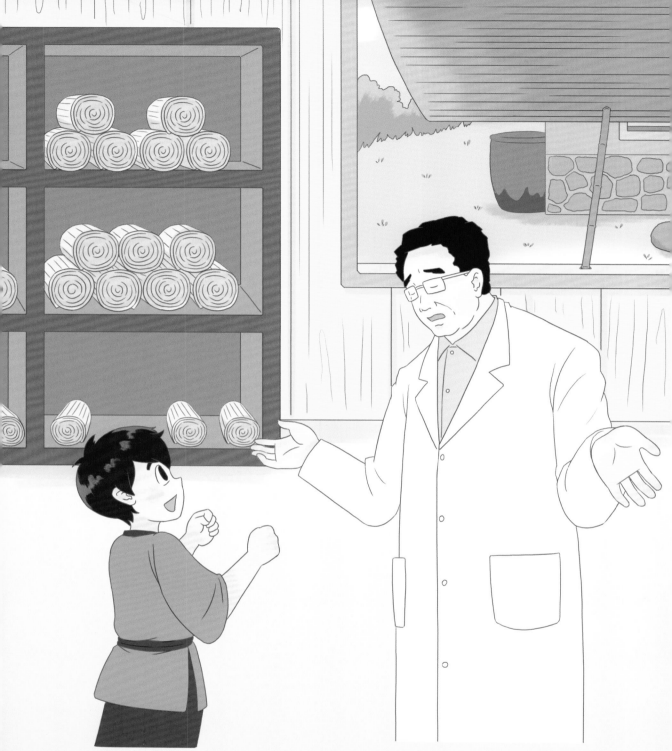

新　叶：那不就是现在我们经常会使用的麻醉药吗？用了之后感觉不到疼
　　　　痛啦！

张爷爷：是的，华佗发明了具有麻醉作用的麻沸散。时至今日，虽然麻沸
　　　　散已经失传了，但它仍然是世界上公认最早的麻醉药。

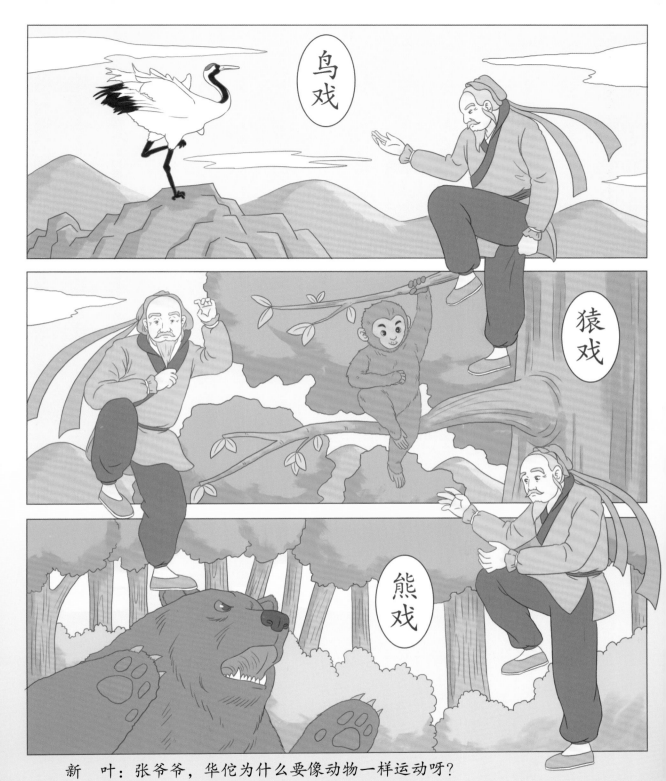

新　叶：张爷爷，华佗为什么要像动物一样运动呀？

张爷爷：哈哈，这叫"五禽戏"，是华佗参考古书中的"导引术"，并从自然中获得灵感，以虎、鹿、猿、熊、鸟五种动物的运动姿态编制的养生拳法。

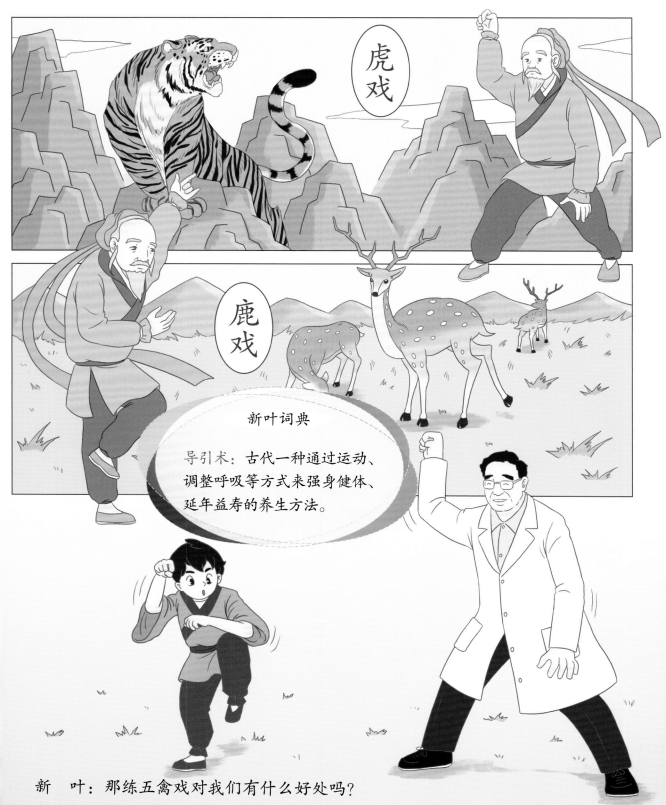

新　叶：那练五禽戏对我们有什么好处吗？

张爷爷：练了这套拳法之后，气血更通畅！每天练一遍，可以使周身关节、
　　　　脊背、腰部、四肢都得到舒展呢！

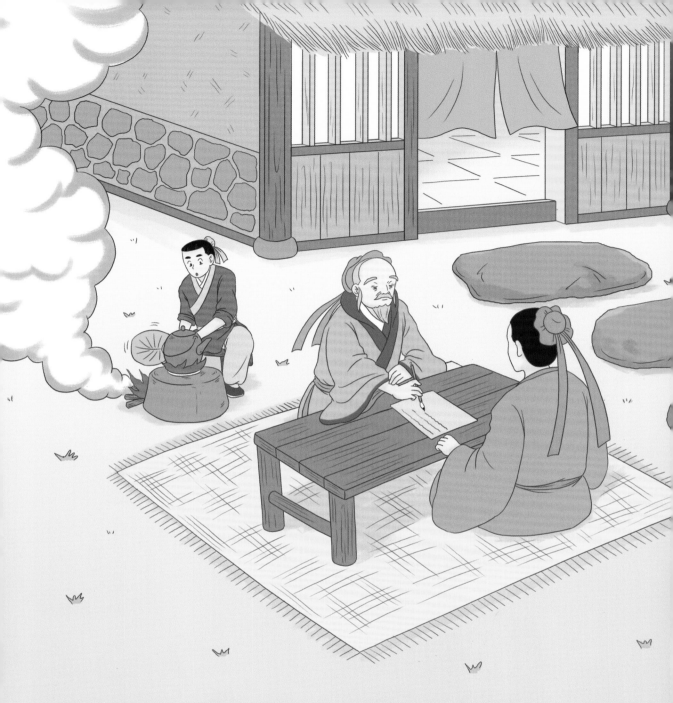

张爷爷：好啦，讲了那么多故事。知道华佗为什么厉害了吧！

新　叶：知道啦，华佗是一位很厉害的医生。他勤学医术，关心百姓，还发明了麻沸散、五禽戏。

张爷爷：是呀！新叶真棒，希望你以后学习华佗善于学习、乐于钻研的精神，还要学会关心身边的人。

新　叶：嗯！我一定会努力的。

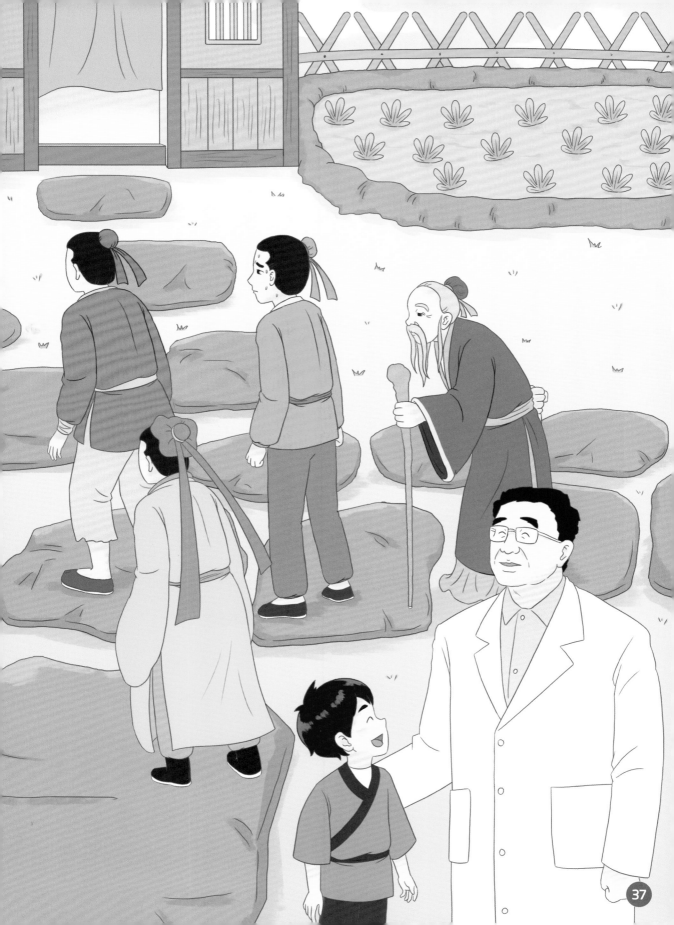

# 董奉

　　董奉（公元 220—280 年），又名董平，建安郡侯官县（今福建福州）人，东汉时期著名医学家。少年学医，医术高明，不求名利，乐善好施。其事迹"杏林春暖"被后世传为千古佳话。

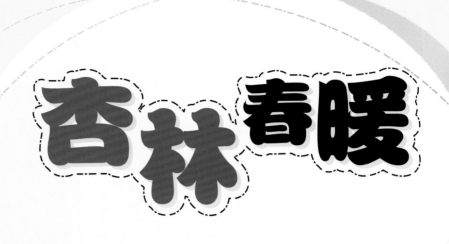

# 杏林春暖

文/郑文科　金鑫瑶　王可仪

图/赵　洋　中科星河

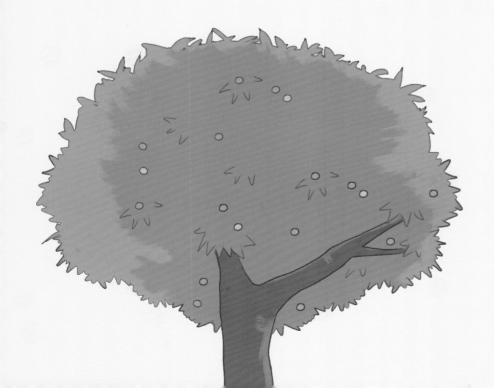

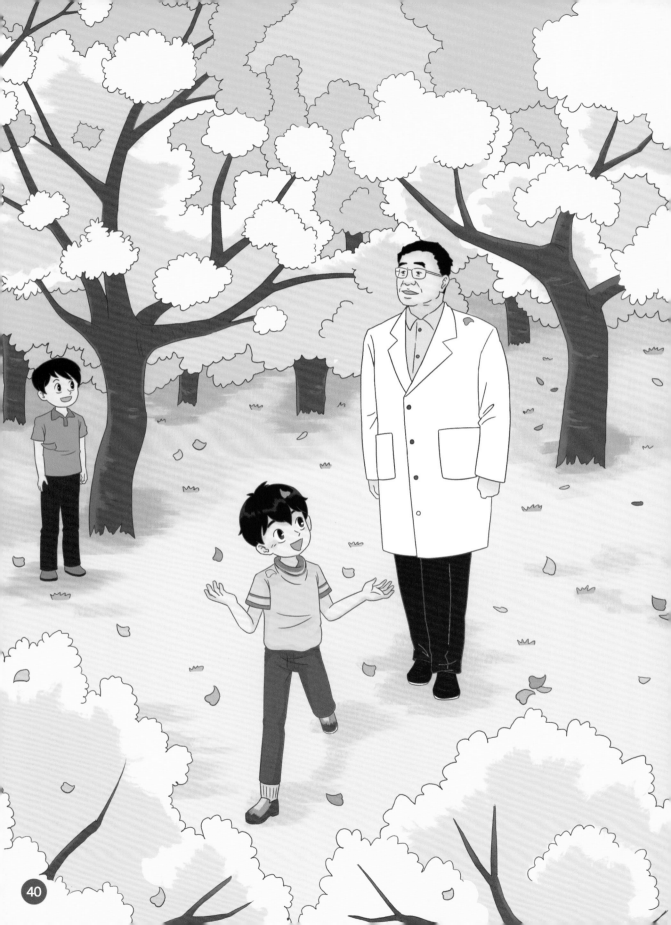

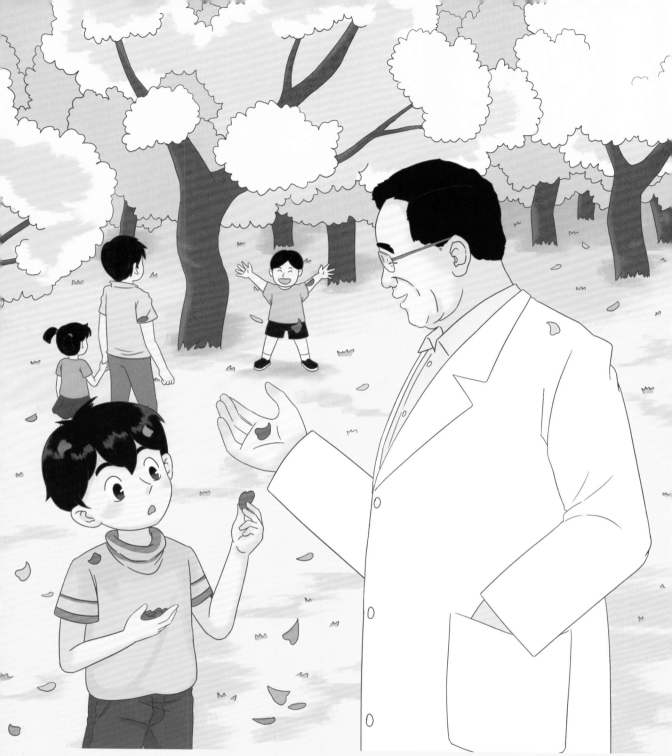

新　叶：张爷爷，为什么很多人一提到杏林就想到了中医？中医和杏林之间有什么关系吗？

张爷爷：我给你讲一个故事吧。在 1000 多年前的东汉时期，有一位很有名的医生，他的名字叫董奉。

新叶和张爷爷乘坐时光机器来到董奉行医的地方，他正坐在屋里给患者诊病摸脉开药。

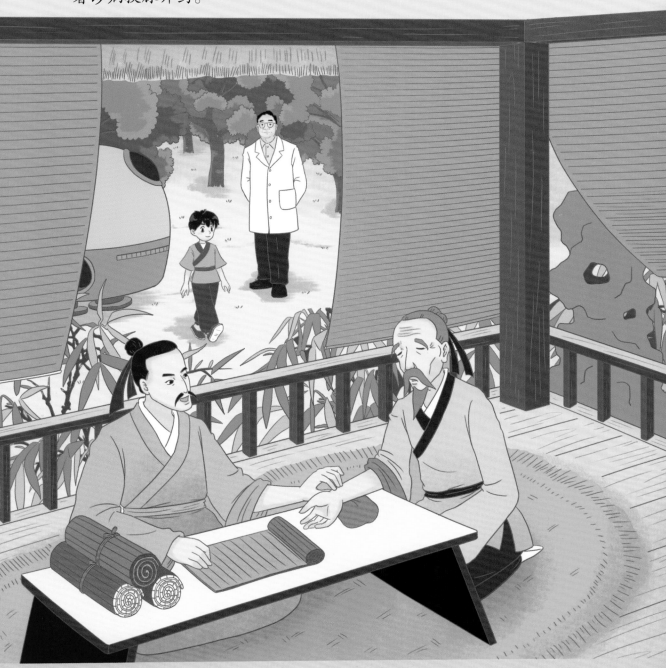

患　者：大夫！请帮我治治病吧，我实在太痛苦了！

董　奉：我已经知道你这个病是怎么回事了。这是药方，要记得按时吃药，你的病很快就会好起来的，放心吧！

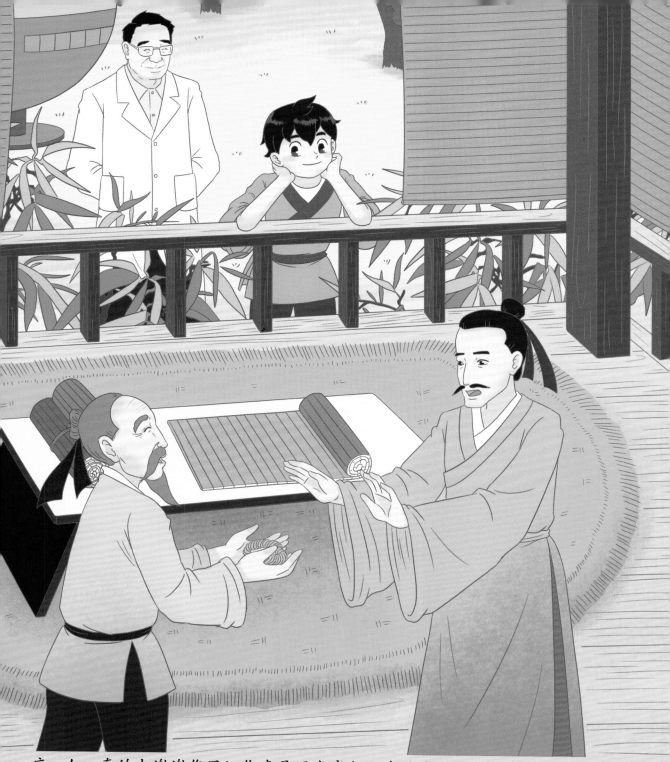

病　人：真的太谢谢您了！您真是医术高超，我吃完两服药就全好了，今
　　　　日特地前来拜谢恩人。

董　奉：不必客气。我从来不收患者的钱，如果真的要表达谢意，那请你
　　　　帮我在后院栽上几棵杏树吧。

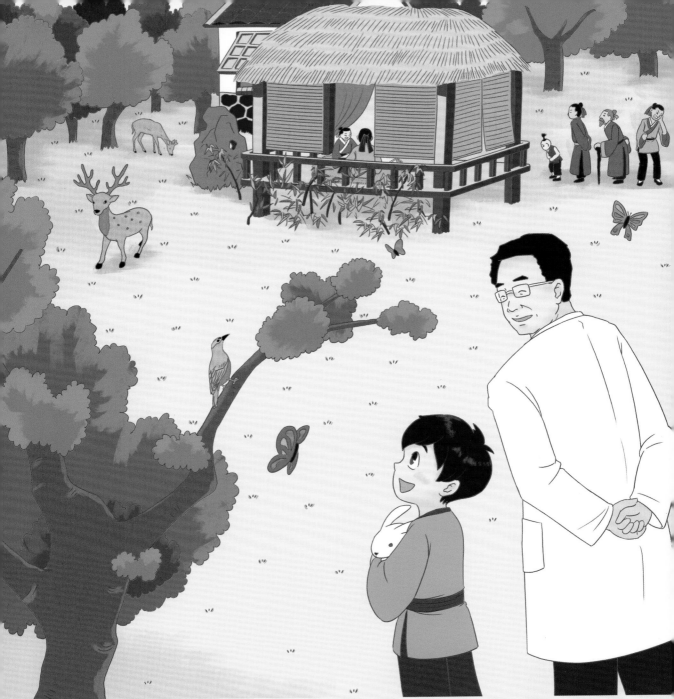

张爷爷：多年后，董奉凭借高超的医术和不收取钱财的善意之举成为当时
　　　　远近闻名的医生。他给很多人治好了病，他家后面的杏树也越来
　　　　越多，足有上万棵。一到春天，杏花盛开，非常漂亮。

新　叶：哇，想想就很美，那是花的海洋！可是董奉不收患者的钱，他要
　　　　那么多杏树干什么呢？又不能当饭吃。

张爷爷：那就请小新叶带着你的疑问继续向下看吧。

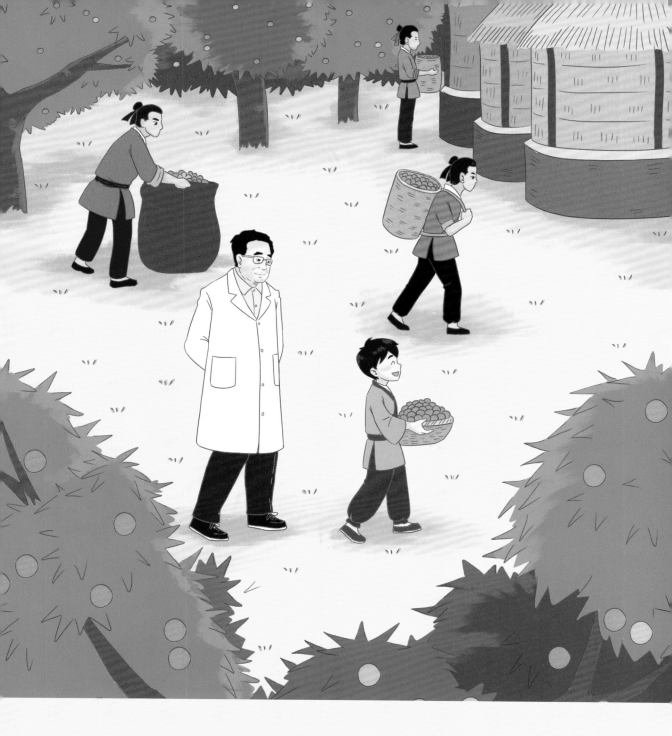

新　叶：张爷爷，这里好多杏呀！

张爷爷：董奉不但是一位名医，还很有同情心。每年杏成熟的时候，需要
　　　　杏的人可以用粮食来交换，换取的粮食用来供给旅行中缺少路费
　　　　的人和赈济贫民。

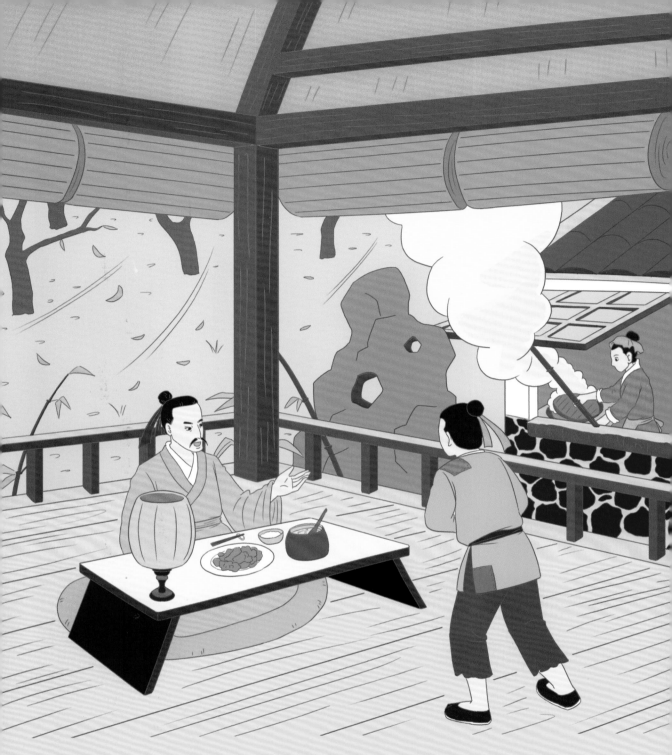

路　人：您好！我从很远的地方来。天已经很晚了，附近实在是找不到吃
　　　　饭的地方，我的盘缠也用光了，请您给我点儿吃的吧。

董　奉：快进来歇歇脚，喝点热汤，外面冷，小心着凉。我这就给你拿几
　　　　个馒头。

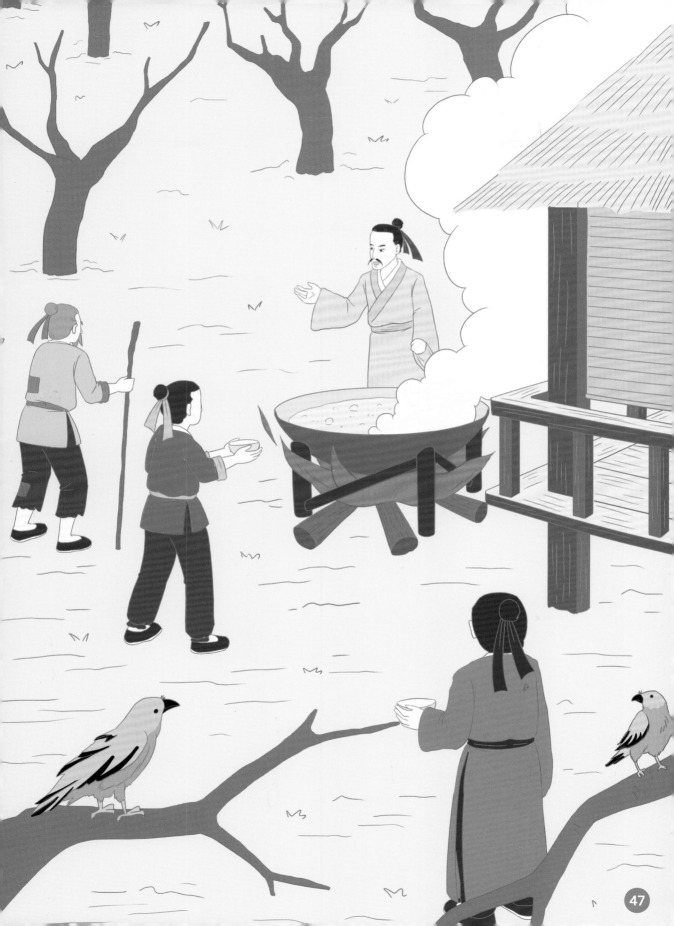

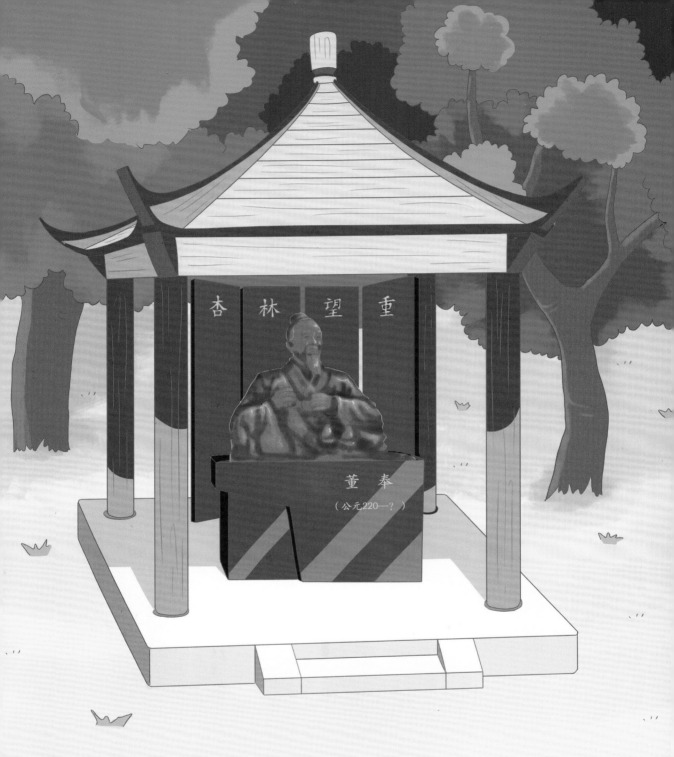

新　叶：张爷爷，我终于明白董奉为什么这么做了。杏成熟在夏季，不利于
　　　　储藏，董奉用杏换来粮食。这样，一年四季都可以接济穷人了！

张爷爷：新叶真聪明。所以说，一个人不光要有仁爱之心，还要有好主意。
　　　　只有这样，才能够真正帮助那些有需要的人。

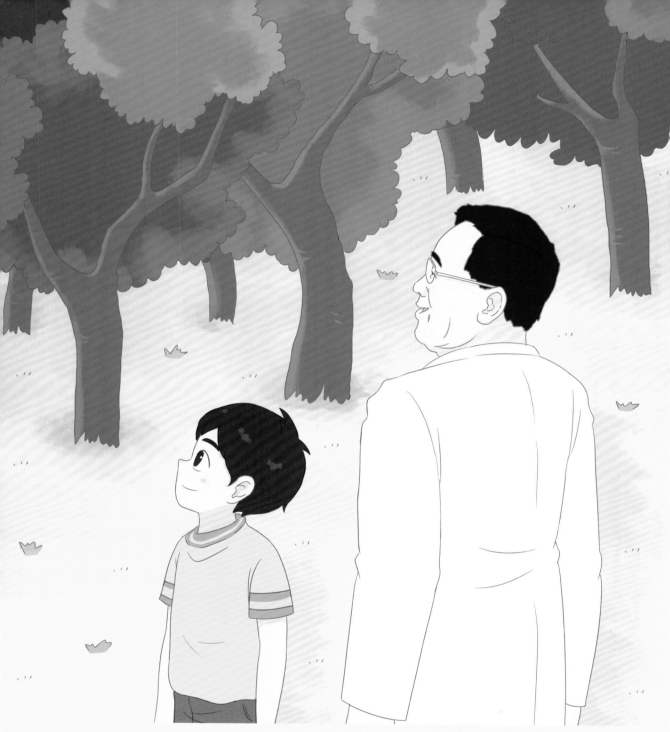

新　叶：董奉真是一位令人敬佩的好医生。

张爷爷：是啊！你看，当初董奉的万株杏林，已经成为他仁心仁术的见证，化作中医的代名词。中医精神、中医文化、中医技术就要靠一代一代的杏林守护者传承下去。

新　叶：嗯！您说得太对了！

# 孙思邈

　　孙思邈（一说为541—682年），京兆华原（今陕西铜川）人，唐代医药学家、道士。被后人尊称为"药王"。隐居终南山中，重视搜集民间医疗经验。著有《千金要方》和《千金翼方》，对后世影响极大，被誉为中国古代的医学百科全书。

# 药王思邈

文/刘春香 欧 益 宋歌亮

图/赵 洋 中科星河

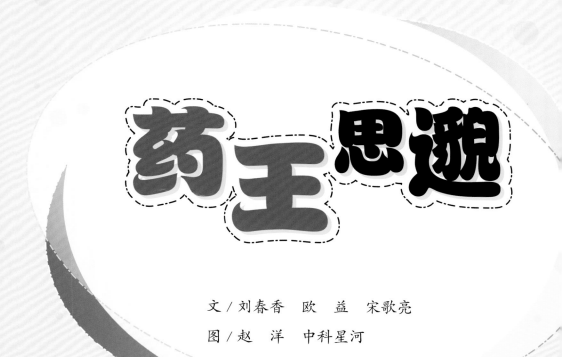

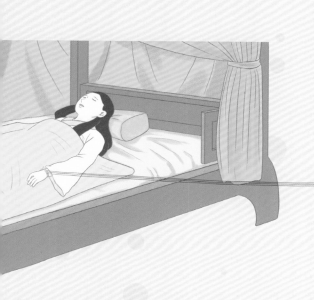

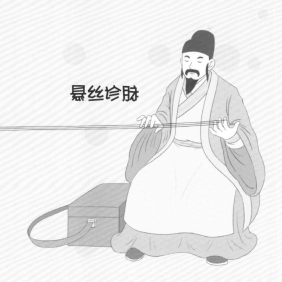

悬丝诊脉

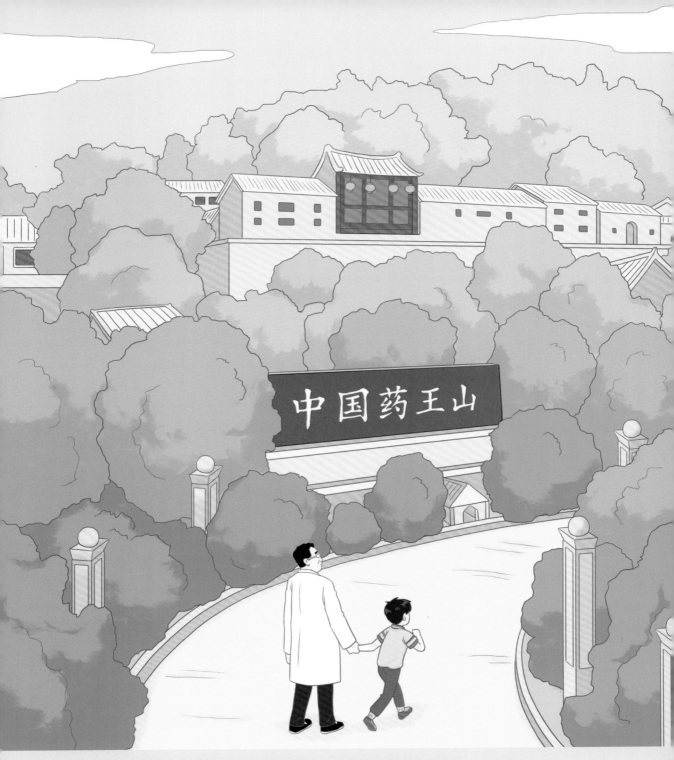

张爷爷：新叶，这里就是孙思邈隐居的药王山。

新　叶：张爷爷，孙思邈是谁？

张爷爷：孙思邈是唐代著名医药学家，著有《千金要方》和《千金翼方》，
　　　　总结和发明了众多医药良方，被后人尊称为"药王"。

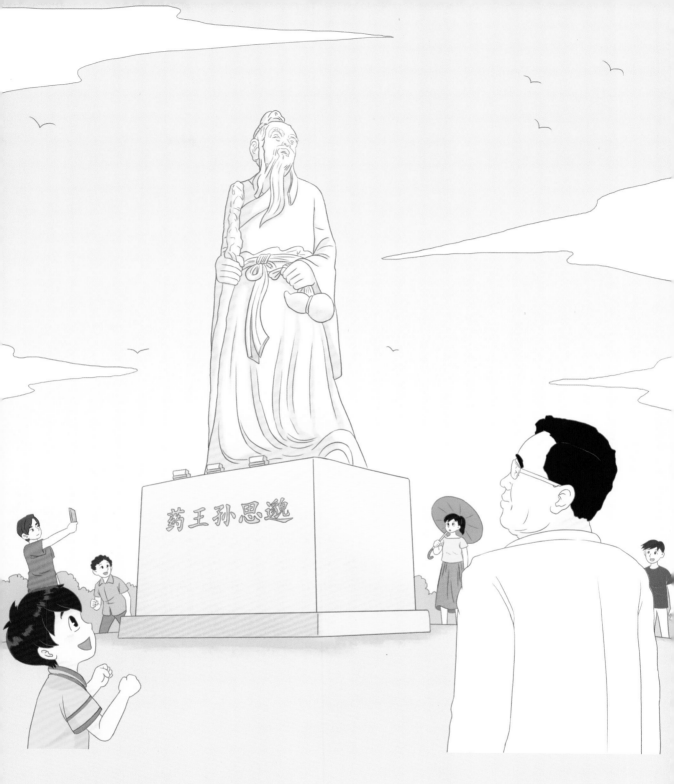

新　叶：药王是不是看病很厉害？

张爷爷：是的，关于药王治病留下了不少故事传说哦。比如，"悬丝诊脉"
　　　　讲的就是他的故事。

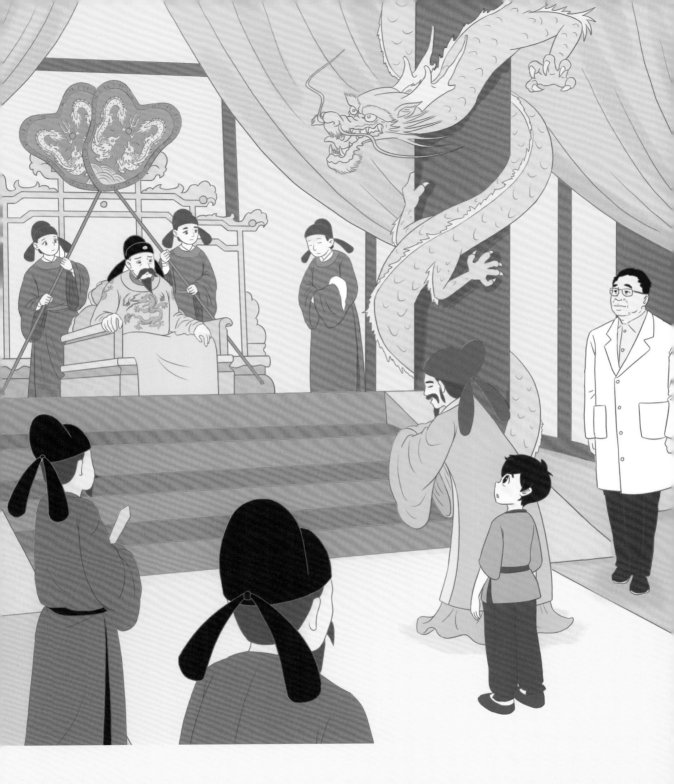

新　叶：张爷爷，这位皇上为什么看起来愁眉苦脸的？

张爷爷：这是唐太宗，他的皇后怀孕十月但不能分娩。大臣们正建议他请
　　　　孙思邈入宫为皇后诊治。

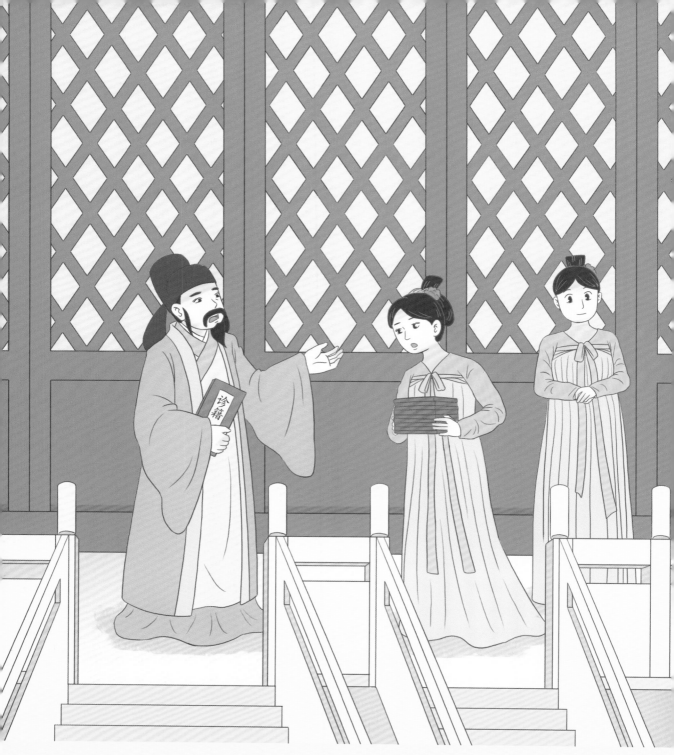

新　叶：张爷爷，他为什么不直接为皇后诊治呢？

张爷爷：过去，由于受到"男女授受不亲"的思想束缚，孙思邈不能靠近
　　　　皇后，只能根据他人的口述去诊断。中医要求望闻问切，切脉是
　　　　旁人不能代替的。

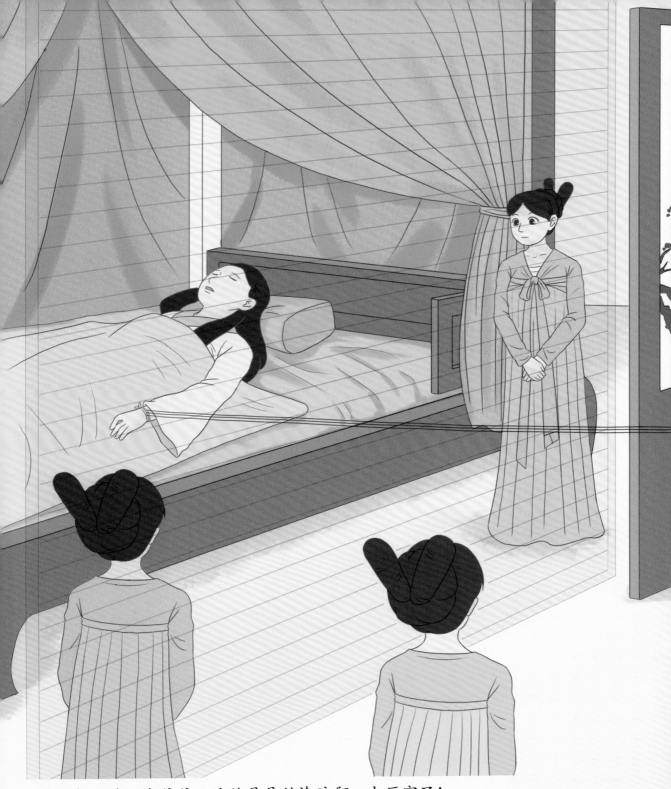

新　叶：张爷爷，这就是悬丝诊脉啊，太厉害了！

张爷爷：孙思邈的医术高超，通过悬丝诊脉便可辨别脉象，找到病因并加
　　　　以治疗。皇后便顺利生产了。

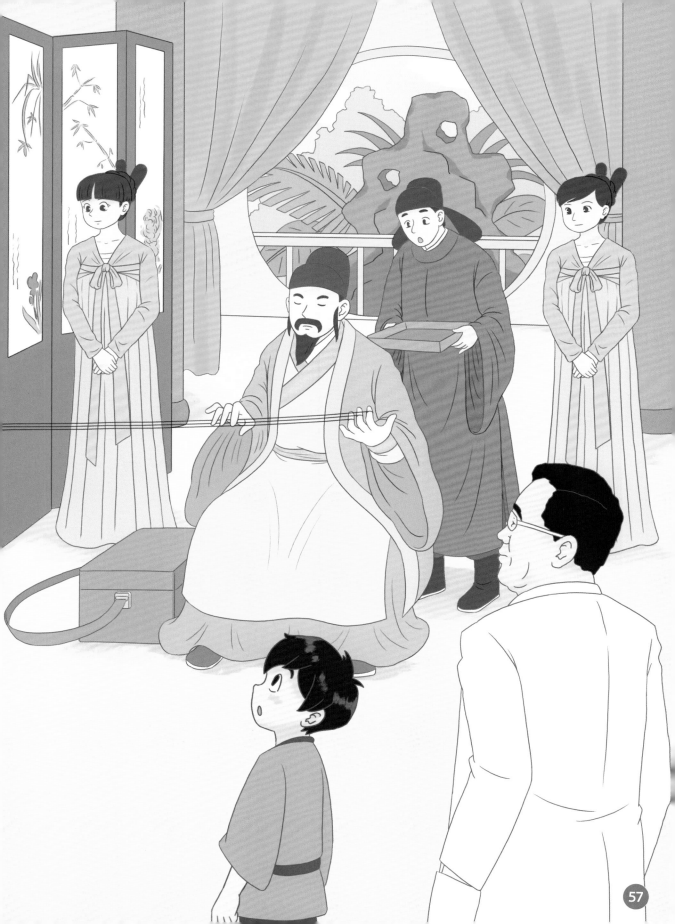

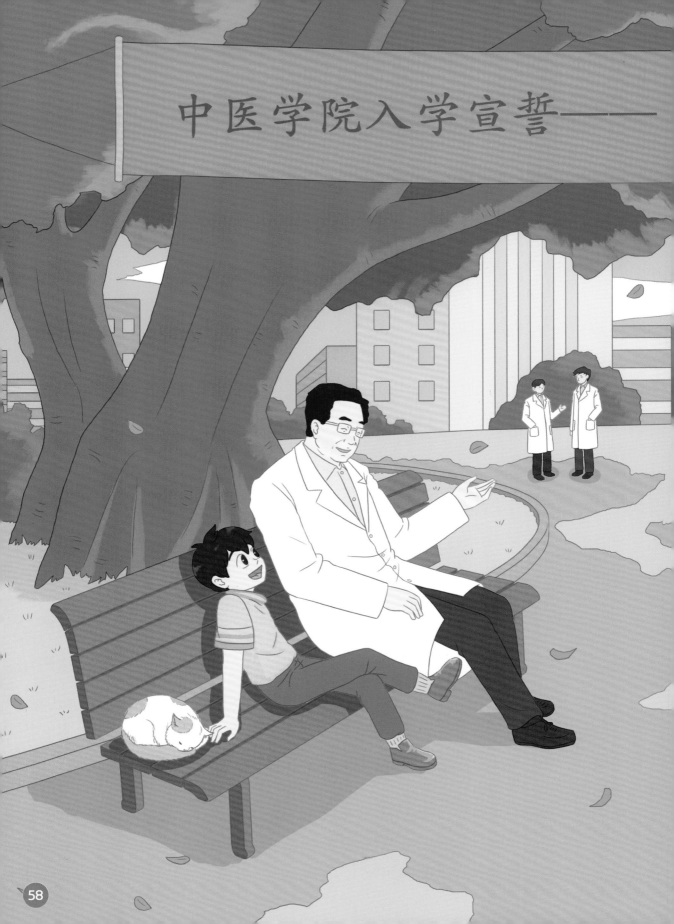

中医学院入学宣誓——

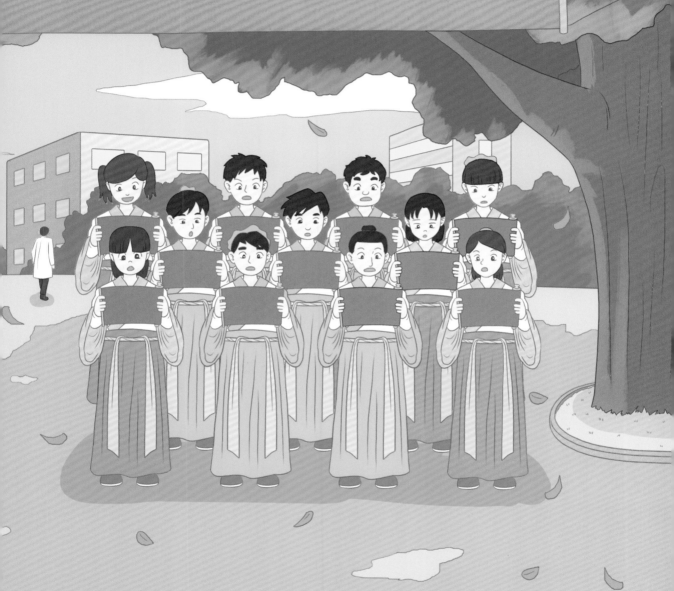

张爷爷：新叶，孙思邈不仅医术高明、妙手回春，还是中国医德思想的创始人，提出了"大医精诚"的思想。许多中医院校用这部分内容作为医学生入学时候的誓言。

新　叶：哇！"药王"孙思邈可真是一位医术高超又思想卓绝的医生啊！

# 李时珍

  李时珍（1518—1593 年），字东璧，晚年自号濒湖山人，黄州府蕲州（今湖北蕲春）人，明代著名医药学家，被后世尊为"药圣"。历经 27 年完成药学巨著《本草纲目》。此外，他对脉学也有研究，著有《奇经八脉考》《濒湖脉学》等。

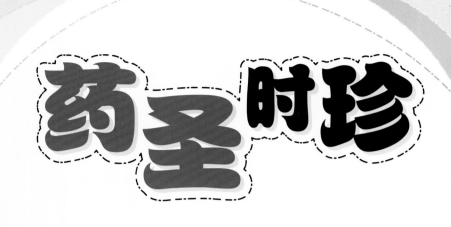

# 药圣时珍

文/张 冬 翟静波 生晓迪 强晓钰

图/赵 洋 中科星河

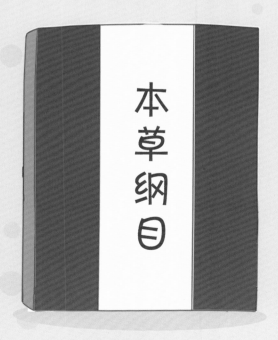

本草纲目

这一天，新叶来到张爷爷的书房，看到一本名为《本草纲目》的书。

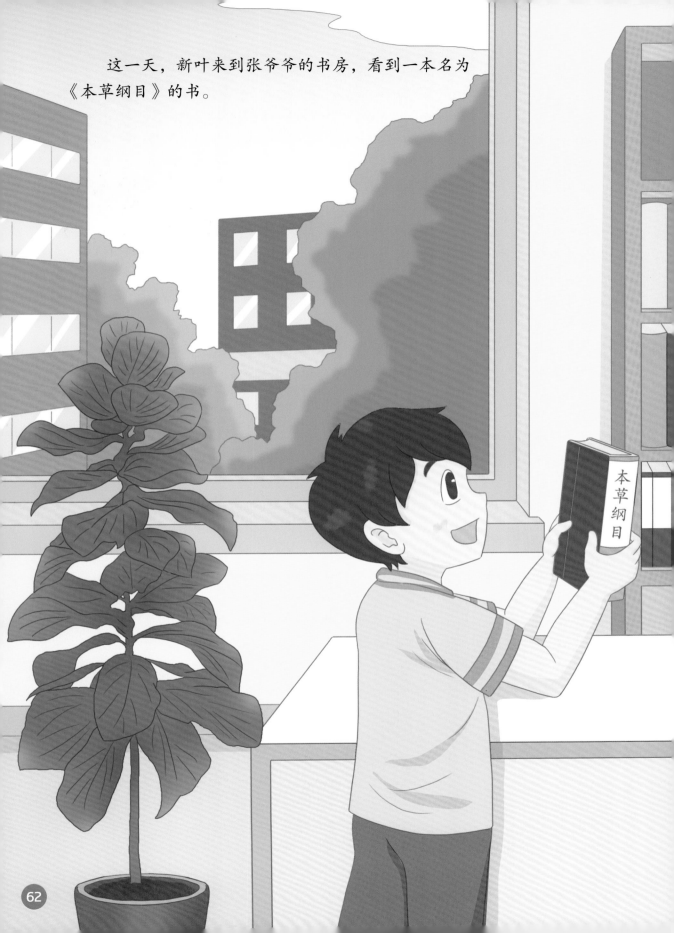

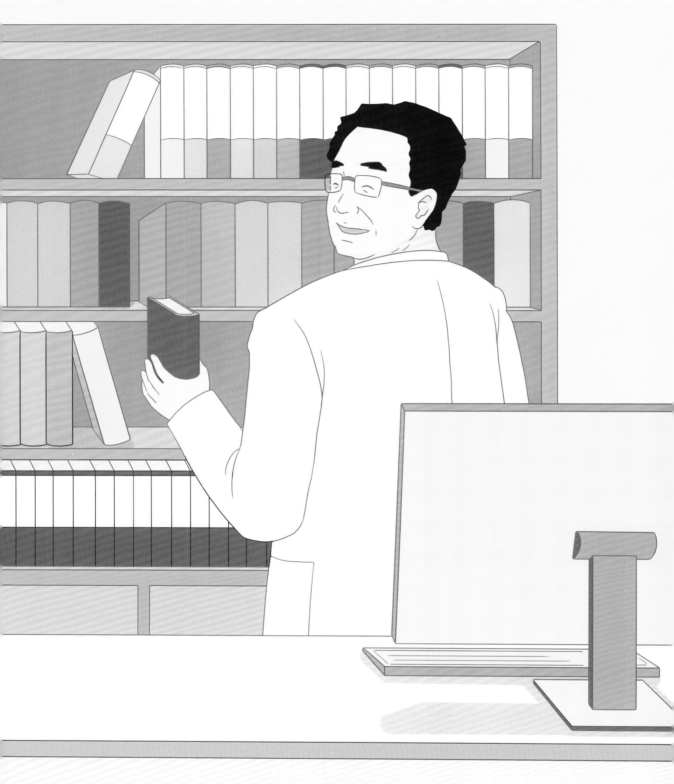

新　叶：张爷爷，这本书的作者叫李时珍，他也是医生吗？

张爷爷：是的，李时珍是明朝非常伟大的医药学家。

新　叶：哇！我好想听听关于李时珍爷爷的故事啊！

在明朝时期很多人追求"长生不老"，于是方士们大量炼丹，弄得整个街道乌烟瘴气。很多人想要长生不老，在服用了所谓的"仙丹"后，反而丧失了生命。李时珍看到这一幕，内心十分悲愤。

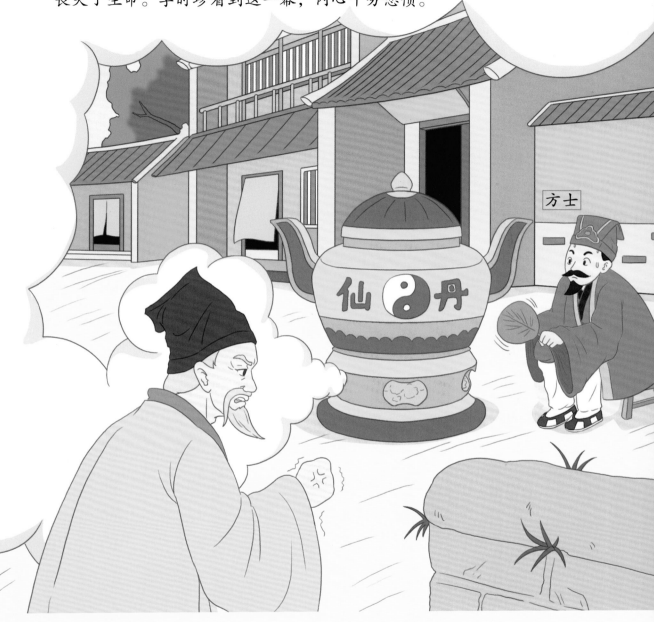

新　叶：张爷爷，方士是谁呀，他们为什么要炼丹呢？

张爷爷：方士是自称能访仙炼丹的人。因为明朝的皇帝想要"长生不老"，他们为了讨好皇帝便大肆炼"仙丹"。

新　叶：可是"仙丹"不是能让人"长生不老"吗，怎么会有人中毒呢？难道"仙丹"有毒？

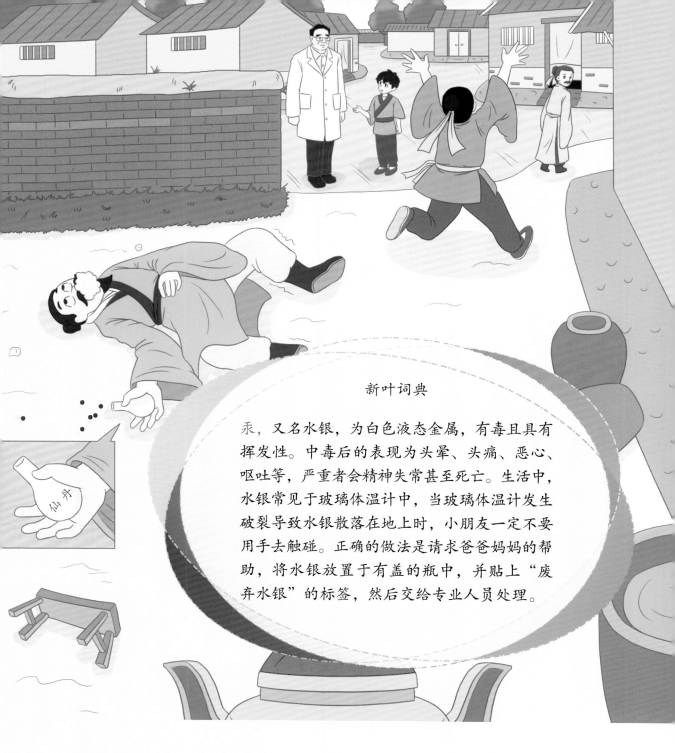

**新叶词典**

汞，又名水银，为白色液态金属，有毒且具有挥发性。中毒后的表现为头晕、头痛、恶心、呕吐等，严重者会精神失常甚至死亡。生活中，水银常见于玻璃体温计中，当玻璃体温计发生破裂导致水银散落在地上时，小朋友一定不要用手去触碰。正确的做法是请求爸爸妈妈的帮助，将水银放置于有盖的瓶中，并贴上"废弃水银"的标签，然后交给专业人员处理。

张爷爷：对的，从科学的角度讲，"仙丹"中含有一种成分汞，俗称水银。
　　　　水银是有毒的，不可内服，但是那时候的人不清楚，才会发生服
　　　　用"仙丹"后出现中毒甚至生命垂危的情况。

新　叶：真的好痛心啊！

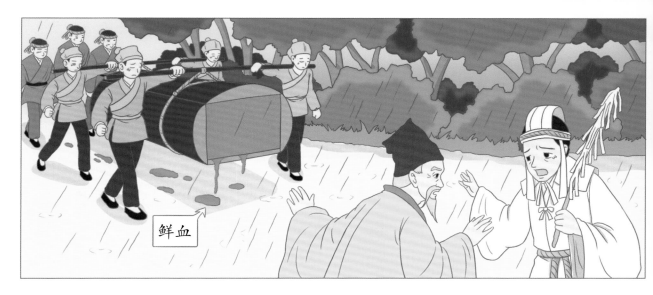

鲜血

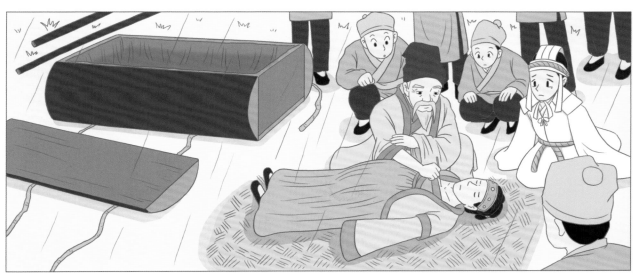

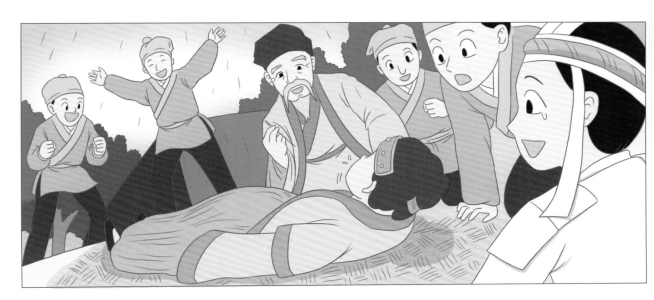

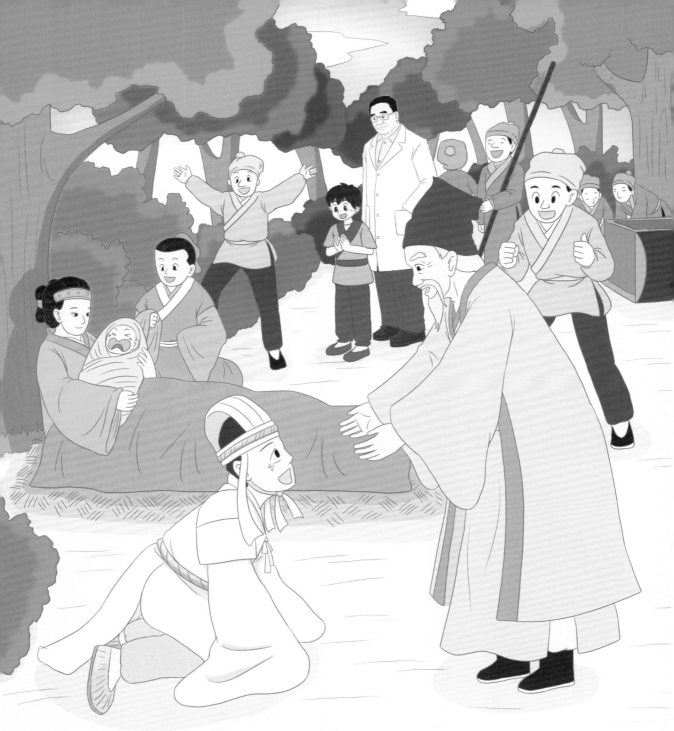

新　　叶：哇，张爷爷，李时珍爷爷是让他"起死回生"了吗？

张爷爷：对的，李时珍看见流出的血不是瘀血而是鲜血，便断定此人还活着，
　　　　积极为妇人实施按摩、针灸等中医疗法，成功挽救了两条生命！

新　　叶：中医真的好神奇！

张爷爷：是的，中医确实很神奇，但是神奇的背后是作为医生的责任。

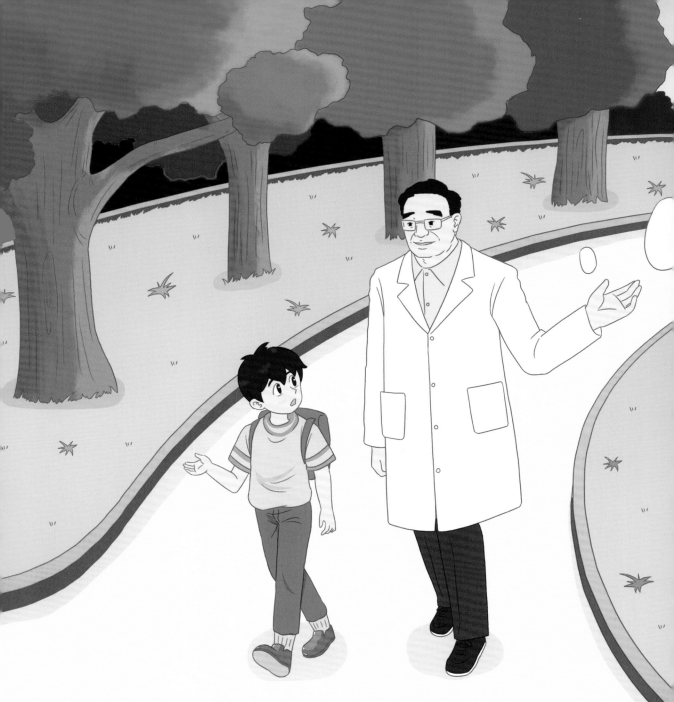

新　叶：张爷爷，这个小朋友怎么病得这么严重啊？

张爷爷：其实，这并不是疾病本身所导致的，而是古医书中记载的中药有
　　　　很多错误，导致郎中抓错了药，患者病情加重。

新　叶：药对于医生来说太重要了，可是这种情况要怎么避免呢？

张爷爷：这就是李时珍爷爷决心撰写《本草纲目》的目的，为了修正古医
　　　　书中存在的一些错误。

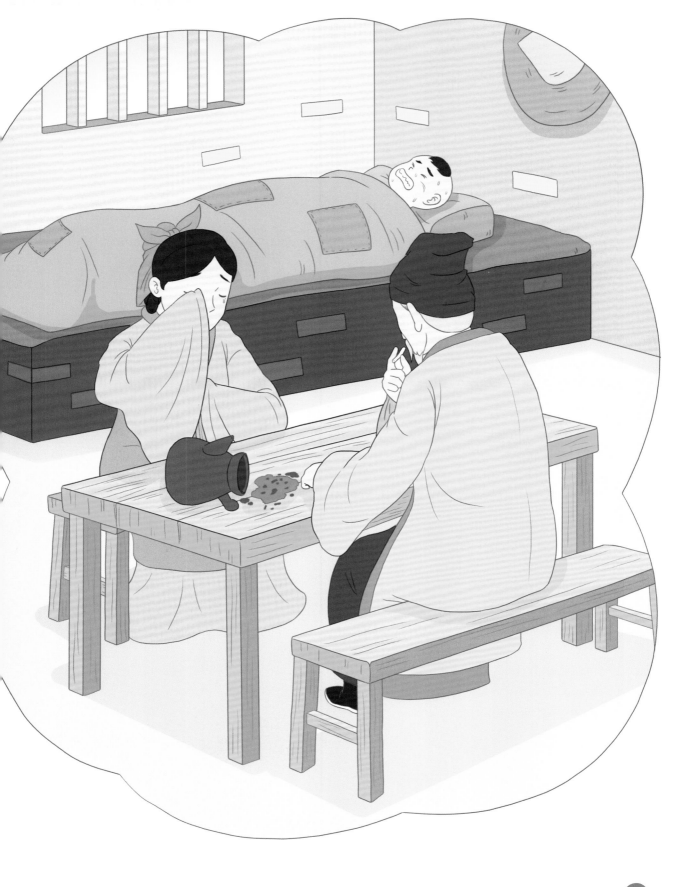

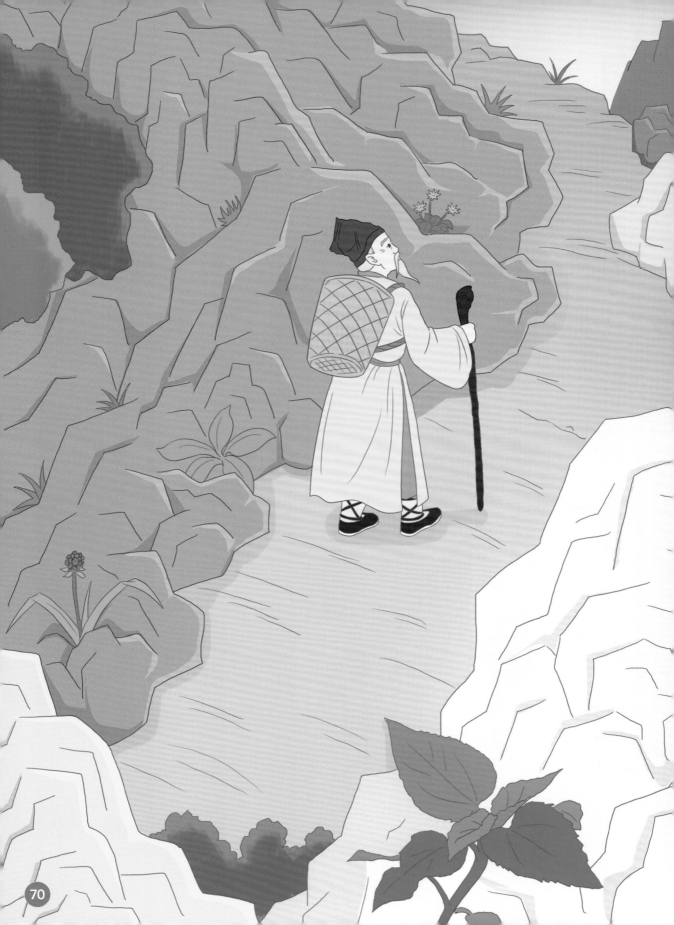

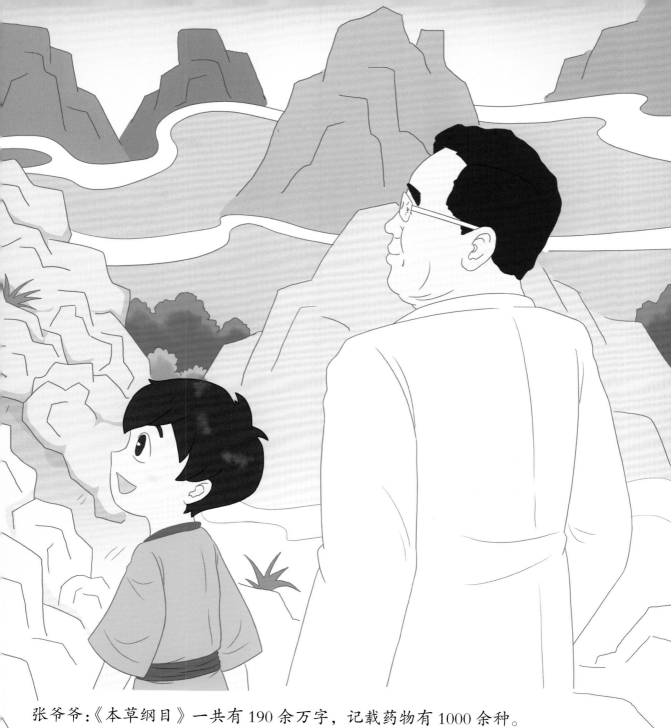

张爷爷：《本草纲目》一共有190余万字，记载药物有1000余种。

新　叶：天呐！李时珍爷爷也太厉害了吧！

张爷爷：李时珍爷爷为了验证中药的功效，确保《本草纲目》中记载的每一
　　　　味中药功效的准确性，他老人家走了好远好远的路，爬了好高好高
　　　　的山，亲自尝试验证，为了写好这一本书李时珍爷爷花了27年时间。

新　叶：李时珍爷爷太伟大了！我长大后也要当一名像李时珍爷爷一样的医生。

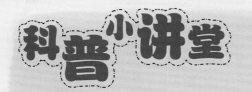

科普小讲堂

历朝历代名医辈出，除了讲到的这六位，还有皇甫谧、朱丹溪、叶天士等。他们都是当时造福一方的名医，也都为中医的发展作出了巨大贡献。后代医家继承前辈的理论，就形成学术流派；不断地总结自己看病的经验，并在此基础上加以创新，又形成了各自的特点。这样，中医学便在数千年的继承创新中不断发展。

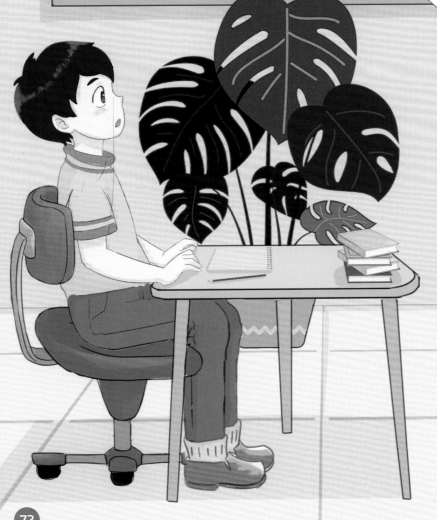

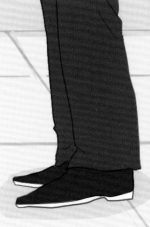